武当中医效验秘方集解

主编◎汪选斌　施 斌　黄 斌

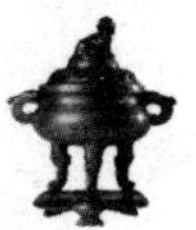

长江出版传媒
湖北科学技术出版社

图书在版编目（CIP）数据

武当中医效验秘方集解 / 汪选斌，施斌，黄斌主编．—武汉：湖北科学技术出版社，2023.8

ISBN 978-7-5706-1868-2

Ⅰ．①武… Ⅱ．①汪… ②施… ③黄… Ⅲ．①武当山－道教－秘方－汇编 Ⅳ．①R212

中国国家版本馆 CIP 数据核字（2023）第 118933 号

武当中医效验秘方集解
WUDANG ZHONGYI XIAOYAN MIFANG JIJIE

责任编辑：徐 丹
责任校对：秦 艺　　封面设计：喻 杨

出版发行：湖北科学技术出版社
地　　址：武汉市雄楚大街 268 号（湖北出版文化城 B 座 13—14 层）
电　　话：027-87679468　　邮　　编：430070

印　　刷：武汉雅美高印刷有限公司　　邮　　编：430024

710×1000　1/16　13.75 印张　300 千字
2023 年 9 月第 1 版　2023 年 9 月第 1 次印刷
定　　价：88.00 元

《武当中医效验秘方集解》
编　委　会

主　编

汪选斌　湖北医药学院附属人民医院、武当特色中药研究湖北省重点实验室

施　斌　湖北医药学院附属人民医院

黄　斌　湖北省十堰市中医医院

主　审

李乐东　湖北省十堰市卫生健康委员会

盛　骊　湖北省十堰市财政局

副主编

时文远　湖北医药学院附属人民医院

黄梅花　湖北医药学院附属人民医院

高　磊　南方医科大学

李洪亮　湖北医药学院附属人民医院

编委（按姓名汉语拼音为序）

蔡　华　湖北省竹山县中医医院
蔡　亮　湖北省竹山县中医医院
陈　峰　湖北医药学院附属人民医院
陈　静　湖北医药学院附属人民医院
陈立兵　湖北省十堰市中西医结合医院
杜香林　湖北省竹山县中医医院
杜学辉　湖北省十堰市中医医院
冯　瑶　湖北医药学院附属人民医院
高立珍　湖北省十堰市中医医院
黄　骏　湖北医药学院附属人民医院
黄学军　湖北省十堰市中医医院
蒋　琼　湖北省十堰市中医医院
柯　静　湖北医药学院附属人民医院
雷兆明　湖北省竹溪县中医医院
李　蓓　湖北医药学院
李国臣　湖北省十堰市中西医结合医院
李旭峰　湖北医药学院附属人民医院
刘迪清　湖北省竹山县中医医院
刘　记　湖北医药学院附属人民医院
刘小鹏　湖北省十堰市中医医院
刘自忠　湖北省竹山县中医医院
孟　彪　湖北省十堰市中医医院
孟承伟　湖北省十堰市郧阳区
明　霞　湖北省十堰市中医医院
穆迎涛　湖北医药学院附属人民医院
苏仁强　湖北省十堰市武当山旅游经济特区医院
田书芳　湖北医药学院附属人民医院
童学飞　湖北省十堰市中医医院

涂焱华　湖北医药学院附属人民医院
王昌华　湖北省十堰市中医医院
王　丽　湖北医药学院附属人民医院
王小琴　湖北省中医院
吴庆斌　湖北省竹山县中医医院
谢贵文　湖北省十堰市中医医院
熊慧萍　湖北医药学院附属人民医院
徐凤玉　湖北医药学院附属人民医院
徐桃桃　湖北医药学院附属人民医院
严娇娇　湖北医药学院附属人民医院
杨文昊　湖北医药学院附属人民医院
杨照华　湖北医药学院附属人民医院
余绪明　湖北医药学院附属人民医院
袁　朵　湖北医药学院附属人民医院
曾诗雄　湖北省竹山县中医医院
曾雪利　湖北医药学院附属人民医院
张　滨　湖北省十堰市中医医院
张文才　湖北省郧西县人民医院
张榆雪　南方医科大学
赵和平　湖北省十堰市中医医院
赵　辉　湖北省十堰市中医医院
周　全　湖北医药学院附属人民医院
朱名宸　湖北省十堰市中医医院

#《武当中医效验秘方集解》专家指导委员会

专家指导委员（排名不分先后）

涂晋文　国医大师，湖北省中医院

陈建国　华中科技大学

徐宏喜　上海中医药大学

冯奕斌　香港大学中医药学院

陈科力　湖北中医药大学

林　娜　中国中医科学院

刘建忠　湖北省中医院

万定荣　中南民族大学

郭　鹏　武汉大学

杨　静　武汉大学

冯汉鸽　湖北省中医院

谭　艳　湖北医药学院

《武当中医效验秘方集解》
编审委员会

主 任 委 员

李乐东　湖北省十堰市卫生健康委员会

副主任委员

盛　骊　湖北省十堰市财政局

委　　　员

马益民　湖北省丹江口市卫生健康局
刘代林　湖北省房县卫生健康局
付全平　湖北省竹溪县卫生健康局
晏　冰　湖北省郧西县卫生健康局
曹先斌　湖北省竹山县卫生健康局
李　忠　湖北省十堰市郧阳区卫生健康局
罗远秋　湖北省十堰市张湾区卫生健康局
秦　伟　湖北省十堰市茅箭区卫生健康局
陈永艳　武当山旅游经济特区卫生健康局
丁　洁　十堰经济技术开发区文教卫局
刘　彦　十堰市卫生健康委员会

序

中医药是中华民族的瑰宝，其继承和发扬了中华儿女千载优秀之文明成果。如何守正创新，发展中医药，为人民健康服务，是中医药界人士共同面临的问题。2017 年通过的《中华人民共和国中医药法》第二条规定：本法所称中医药，是包括汉族和少数民族医药在内的我国各民族医药的统称。因此，发掘、整理武当传统医药知识，是中医药事业发展的需要，更是中医走向现代化、走向世界的重要组成部分。

武当山位于秦巴山区，这里不仅气候宜人，适合养生修炼，更有“神农尝百草……一日而遇七十毒”（《淮南子·修务训》），以及李时珍《本草纲目》记载的“武当山榔梅”的传说。因道士自汉以来常常以医传道，故有“十道九医”之说。至今，武当山作为世界道教中心，仍有许多道士修身之余，钻研医术，“以救危厄”（元·道士刘道明《武当福地总真集》）。

随着人民生活水平日益改善，对健康需求也越来越高。国家也发布了《“健康中国 2030”规划纲要》，明确指出要充分发挥中医药独特优势，推进中医药继承创新。重视中医药经典医籍研读及挖掘，全面系统继承历代各家学术理论、流派及学说，不断弘扬当代名老中医药专家学术思想和临床诊疗经验，挖掘民间诊疗技术和方药，推进中医药文化传承与发展。因此，道医作为民族医药理应也纳入研究，并给予传承创新。而传承创新必先是对道教医药精华进行挖掘、抢救、收集、整理。

武当特色中药研究湖北省重点实验室（湖北医药学院）自成立之初，即以继承和发扬武当优秀的中医药文化为已任，先后获得多项国家自然基金和省级项目支持，取得一批与武当道地、特色中药相关的成果，获得湖北省科技进步一、二、三等奖多项，并通过主承办、参加国内外学术会议，积极宣传、推广武当医药相关成果，为武当医药及大健康产业的发展做出了贡献。尤其本次由武当特色中药研究湖北省重点实验室（湖北医药学院）主任汪选斌（时任国际中医药规范研究学会常务理事、湖北省药理学会中药药理专委会主委），湖北医药学院附属人民医院中医医学中心主任施斌（第五批全国中医临床优秀人才研修项目培养对象、首届湖北省中青年知名中医）及湖北省十堰市中医医院副院长黄斌（首届湖北省中青年知名中医）等一批骨干专家，在当地卫健委的支持下，利用国家中医药管理局中医药传统知识收集整理工作的有利时机，及时组成了武当中医药专业团队，收集整理并编著了这部《武当中医效验秘方集解》，这其中既有对武当道教医药已有文献诸如明《正统道藏》之摘录，也有历代武当道长自创验方之整理，更有本地名医自拟验方或结合经典名方随证化裁之心得。并以方解、点评形式对处方之功效、主治、用法用量以及注意事项等进行注解，还及时抢救性整理了源自清光绪年间武当本地中医堂坐堂医家的手抄本《兰元堂置·济世汇方》等文献，为读者进一步挖掘整理、传承创新武当医药提供了第一手资料，不失为一件公益善事、功德之举。

欣闻此书付梓，深表祝贺，以为序。

第四届国医大师

全国第三批名老中医学术经验继承人指导老师 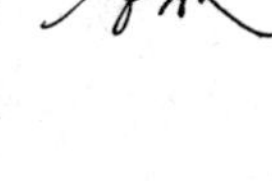

前　　言

2015年诺贝尔生理学或医学奖获得者屠呦呦教授曾说过，青蒿素的发现是传统中医药献给全世界的礼物。屠呦呦教授发现青蒿素的灵感源自道教葛洪的《肘后备急方》。

武当山现今已是世界道教文化旅游中心，也是道教医药研究的中心。武当山道教医药起于汉，发展于南北朝。因武当山“山形特秀，异于众岳”，故“药食……延年者萃焉……”（北魏·郦道元《水经注》），大量的求仙学道促进了武当道医的发展。据《武当福地总真集》载，周武当道人尹轨因“博极群书，晚乃学道……入太和山……行丹药以救危厄”，最早记录了武当道士隐居学道的历史，这里的太和山即武当山。最初，道士多以炼丹服石以求长生，也有修炼内丹（体内真气）、采制草药者。随着对炼丹认识的深入，各医家开始意识到矿物类的金石丹药对人的危害，逐渐向服食草木丹药转变。著名道士陈抟猛烈抨击金石丹药，主张以草木补益，助人长寿（南北朝·陈抟《阴真君还丹歌注》）。在宋元时期，南北道派的交融汇合，推动了修炼医药的发展。在明朝，武当山道教及其医药发展迎来了鼎盛时期。明成祖朱棣即位后为巩固统治，“北修故宫，南修武当”，武当山成为朝廷家庙，也推动了武当道教医药发展。其代表人物如张三丰，“武术击技，气功吐纳，食药通医，无一不精”（明·《武当山志》）。与武当道医有关的著名学者还有明代李时珍（1518—1593），他被称为“医药双圣”，虽然他没有出家为道士，但由于他信奉道教，“幼以神仙自命……晚年自号濒湖山人”（明·顾景星《白茅堂集》）。曾多次医民于“玄妙观”，还于1543年做过明楚王朱英的“奉祀正”，负责道教祭祀的工作，使他有机会多次登临武当山研究道教医药，为其巨著《本草纲目》的撰写收集材料。在该书中，他自称直接引用的参考书目有276种（实际编者统计有277种，不包括旧本已经引用的84种），其中道家经典医书近60种；此外，《本草纲目》附方11 000多个，其中引用道药道方3 000多个。他在解释药名时就直接采纳了道教术语，如草部的“黄精”，李时珍释名曰“黄精为服食要药，故《别录》列于草部之首，仙家以为芝草之类，以其得坤土之精粹，故谓之黄精”。在2022年湖北省公布的“十大楚药”中，黄精已正式被列为湖北十大道地药材。此外，武当山距今1100多年武当道教丹鼎派第八代传人云霞道长的“天下驰名黄龙洞眼药”广告，以及明代唐维道人制作的“太子坡紫金锭眼药”、明宣德年间松山道人制作的“万应灵膏”等，皆印证了“十道九医”的传说。

随着一些学者的研究深入，武当道教医药也逐渐揭开其神秘的面纱。丹江口市第一医院原主任医师尚儒彪师从武当道长朱诚德，著有《武当道教医药》专著，发表道教医药论文52篇（CNKI，截至2023年1月15日）；陈吉炎、涂汉军、涂子良和李光富著有《中国武当中草药志》；张晓燕、谢勇著有《武当本草彩色图集》；谢来成著有《武当山药用植物》；汪选斌、刘洪涛和吕海涛主编有《何首乌的传统与现代研究》等。

但武当道教医药研究现状并不容乐观，存在“与中医高度融合，所以重视不够；鲜明的宗教色彩，所以非宗教人士不敢研究；属唯一本土除中医外的汉民族医药，容易被忽略”的尴尬境地。《中华人民共和国中医药法》第二条：本法所称中医药，是包括汉族和少数民族医药在内的我国各民族医药的统称。因此，作为汉民族的武当道教医药，理应作为汉民族医药，与其他民族医药共同纳入研究、发展、进步。笔者作为武当特色中药研究湖北省重点实验室的主要研究团队成员，深感抢救、挖掘、整理武当道教医药之紧迫性。此外，国内部分省市也有出版本地中医效验秘方者，为当地的中医传承创新做出了贡献。如《贵州省中医验方秘方》（贵州省卫生厅，1956年第一册，1958年第二册）、“陕西中医验方选编”系列丛书（陕西省中医研究所，1952—1972）、“陕西省名老中医高智经验集”（高思宇，2019）。国家中医药管理局于1991年首次评定了500位名老中医专家，并组织编著了《首批国家级名老中医效验秘方精选》（张丰强，郑英主编，1996年第1版），都为本书的出版提供了宝贵的值得借鉴参考的样板。因此，在承担湖北省十堰市卫健委中医药传统知识收集整理工作的有利时机，在十堰市卫健委各级领导、专家的大力支持下，我们组织了武当中医药界相关专家、学者，对武当中医的效、验、秘方进行了收集整理。

本书共16章，按照肺系方药、脾胃系方药、心系方药、肝系方药、肾系方药、脑系方药、消渴方药、皮肤科方药、痹证方药、女科方药、男科方药、儿科方药、养生方药、五官科方药、疫病方药、其他方药进行编写。这其中包括各位本地中医药界一线专家学者源自经典名方的心得，以及自拟的经验方、效方，也有民间中医药人士传承的秘方、土方，还有一部分收集整理自武当道教医药文献，并由专业人士对其做出集解。在附录中，我们还整理了明清时代以来武当道地及特色中药和相关物产，并征得原书所有者的书面同意，收集了清光绪十年（1884年）武当民间中医堂的手抄本复印件《兰元堂置·济世汇方》。希望为读者多视角、多层次地展示武当道教医药的发展历程，为深入开展武当医药研究尽自己的绵薄之力。

本书收载药名在尊重原作、作者本意的基础上，尽可能与《中国药典》（2020年版）保持一致，其中基源与《中国植物志》及其修订版 Flora of China、The World Flora Online（http：//www.worldfloraonline.org/）进行校对。对于本地人士经验方的方解，一般由供方提供；对于武当道教医药文献中的原方和民间验方，给予适当注解、拓展，以体现本书特色。本书还成立了专家指导委员会，对全书统一进行认真审修。值得一提的是，经典名方不在本书收载范围，但本地医家对经典名方活用、随证化裁之经验，予以保留。对于书中的组方度量衡，一般用 g、mL 表示，来自文献和传承者，为尊重原出处，可以用古制（如斤、两、钱等）单位。

本书的出版将为致力于武当医药研究的人士提供文史、基础中医药资料之用，亦可用于基层中医药专业人士作为临床诊疗中的参考书目，也可作为大中专院校本科生乃至研究生的选修课程用书。需要特别强调的是，本书仅仅是文献整理、研究用书，且有些收集整理的复方可能包含毒性中药、重金属类中药，其功效、毒性有待进一步考证，已在集解中特别说明，切不可作为患者按方自行服药的依据！

本书在编写的过程中得到了湖北省中医药管理局、湖北省十堰市卫生健康委员会、十堰市财政局、湖北医药学院及其附属人民医院、生物医药研究院、武当特色中药研究湖北省重点实验室（湖北医药学院）、十堰市中医医院、华中科技大学、香港大学、上海中医药大学、中国中医科学院、南方医科大学、湖北中医药大学、中南民族大学、湖北省中医院、十堰市中西医结合医院、十堰市竹山县中医医院、武当山旅游经济特区医院、十堰市郧西县人民医院、郧阳区中医院（排名不分先后）等单位领导、专家、学者的大力支持和直接参与，后期审校中还特别得到了北京中医药大学郑金生教授、南京中医药大学王爱云教授等专家的帮助和指导，使本书得以顺利完成，在此特别感谢。

此外，由于编者知识水平的局限性和时间限制，本书还存在一些不足之处，敬请广大读者批评指正。

编者

2023 年 2 月 18 日

目　录

一、肺系方药

1. 银翘蝉梅散

【组方】

连翘 10g	金银花 8g
薄荷 10g	牛蒡子 10g
石膏 20g	淡竹叶 10g
葛根 20g	升麻 5g
蝉蜕 5g	乌梅 15g
炙甘草 6g	

【来源】湖北医药学院附属人民医院　杨照华。

【功效】辛凉透表，清热解毒，宣肺敛火。

【主治】用于温病初起，风热感冒，西医多为流行性感冒，症见发热无汗，或有汗不畅，微恶风寒，头痛口渴，咳嗽咽痛，或胸闷烦热，舌尖红，苔薄白或微黄，脉浮滑数。

【用法用量】水煎服，日一剂，三餐后温服。

【方解】本方以连翘、金银花为君药，既有辛凉解表，清热解毒的作用，又具有芳香辟秽之功效。薄荷、牛蒡子可以疏散风热，清利头目，且可解毒利咽；葛根、升麻有发散解表之功，助君药发散表邪，透热外出，为臣药。竹叶、石膏清热除烦、清透上焦肺胃之热，且甘凉生津，可防肺热入里而成阳明气热证。属温病里的卫气同治，截断疗法。方中蝉蜕，清虚之品，甘咸性凉，《本草纲目》言："蝉，主疗皆一切风热证。"本方用蝉蜕取法于升降散之意，意在升清宣热。乌梅酸敛相火，自有退热之功。本方用乌梅源于《圆运动》本气自病、乌梅三豆饮之法。两者为佐，自助君臣退热。炙甘草建中和胃，调和诸药，为使。本方胜在用药轻灵，以宣透为主，兼收相火。辨治得当，可有桴鼓之功。

【点评】本方精妙之处在于，在银翘散的基础上，取法于升降散和乌梅三豆饮，加入了蝉蜕和乌梅佐君退热，《医学衷中参西录》评蝉蜕："善解外感风热，为温病初得之要药。"而《本草经疏》曰："热伤气，邪客于胸中，则气上逆而烦满，心为之不安。乌梅味酸，能敛浮热，吸气归元，除热烦满及安心也。”与蝉蜕、薄荷相伍，散敛并用，标本兼顾，清散上焦之邪。能认识圆运动已经难能可贵，然《圆运动》对银翘散似已有定论，温病燥病须分清。温病本虚疏泄，脉象模糊，上愈神昏燔灼，下愈精亏疏泄。（点评人：高磊）

2. 二陈射桔汤

【组方】

射干 8g	桔梗 8g
法半夏 6g	陈皮 12g
茯苓 10g	桑白皮 10g
苦杏仁 6g	乌梅 10g
紫菀 8g	焦山楂 12g
火麻仁 10g	炙甘草 6g

【来源】湖北医药学院附属人民医院　杨照华。

【功效】润肺化痰，通降肺胃。

【主治】用于小儿感冒后咳嗽。感冒后（发热已退，头痛鼻塞消失）咽痒不爽，反复咳嗽，痰黏胸痞，或纳食欠佳，或大便不利。舌淡红，苔白，脉弦濡。

【用法用量】水煎服，日一剂，三餐后温服。

【方解】多有小儿脾胃素弱，湿无以化，湿聚成痰，郁积而咳嗽。更有小儿体弱，顾护失养，感冒发热，中西医得治，而后反复咳嗽不止。究其原因，一则小儿肺脾两虚，痰浊易生难化，二则表热伤阴、痰核胶着咽喉，三则感冒失治，用药或过于辛燥，或过于苦寒。本方主药出自《太平惠民和剂局方》，功能燥湿化痰，理气和中。方中半夏燥湿化痰，且又和胃降逆；陈皮既可理气行滞，又能燥湿化痰。二者同为君药。射干、桔梗消痰、利咽，对热毒痰火郁结的咽喉肿痛、咽痛音哑，重在宣发；桑白皮、苦杏仁、紫菀甘凉润燥，祛痰化湿，重在肃降。五者共为臣药。茯苓、焦山楂为佐，健脾化湿，渗湿以助化痰之力，健脾以杜生痰之源；乌梅为佐，收敛肺气，可防燥散伤正之虞；火麻仁为佐，通便以助肺胃之气降。甘草为使，健脾和中，调和诸药。纵观全方，润肺化痰，以通降为顺，标本兼治。

【点评】常云脾为生痰之源、肺为贮痰之器，症见反复咳嗽，痰黏胸痞，是六淫之邪侵袭肺系，致肺气壅遏不宣，清肃之令失常，痰液滋生，故应从肺、脾论治。二陈汤合射、桔颇有新意，因射干温能下气行血，宜入肺、肝，苦能消痰，宜入脾经；桔梗润胸膈，除上气塞闭，清头目，散表寒邪，治咽喉肿痛，消肺热有神，消肺痈殊效，真舟楫之药，引诸药上升。再加茯苓、焦山楂健脾以杜生痰之源，可谓切中病机。但小儿脏腑娇嫩，不耐攻伐，二陈汤以大辛大散开辟浊阴，在其基础上合桑白皮、苦杏仁、紫菀之甘凉润燥，可制燥散之性，以护正气。然方解用药辛温，与治法所提的“润肺化痰”似有矛盾，此外，伤寒中多有下之后变咳喘者宜多研究，故火麻仁一药剂量需谨慎选择，以防变证。（点评人：高磊、张榆雪）

3. 六四止咳方

【组方】

黄芪 30g	当归 12g
黄芩 15g	黄连 10g
肉桂 6g	黄柏 12g
熟地黄 20g	白芍 15g
川芎 12g	桂枝 15g
紫菀 20g	枇杷叶 20g
炙甘草 10g	

【来源】湖北医药学院附属人民医院　施斌。

【功效】益气补肺，清热宣肺，止咳化痰。

【主治】变应性支气管炎。症见咳嗽频作，痰少色白质黏，口干心烦，手足畏寒，饮食减少，神疲乏力，气短懒言。舌质偏红，苔薄黄腻，脉沉细弦。

【用法用量】水煎服，日一剂，三餐后温服。

【方解】变应性支气管炎是一种过敏性疾病，常反复发作，病久难愈，本病属于中医学的“咳嗽”“痰饮”“哮证”“喘证”等范畴。本病病程长，涉及脏腑为肺、脾、肾，治疗上以益气补肺为本，以调和寒热、止咳化痰为标。方中重用黄芪意在培补脾肺之气。熟地黄滋阴补血；当归补血养肝、和血调经；白芍养血柔肝和营；川芎活血行气、畅通气血。四味合用，补而不滞，滋而不腻，养血活血，有四物汤之意。该方取用当归六黄汤，有调节免疫力、抗过敏的作用。方中应用白芍配合桂枝可以调和营卫，宣达肺气；轻用肉桂补火助阳，重用黄连清散热邪，两药配伍，清中有温，以清为主。紫菀、枇杷叶润肺利咽、化痰止咳、行气降逆，为使药。甘草和中缓急，调和诸药为使。

4. 祛风温阳方

【组方】

黄芪 30g	黑顺片 10g
桂枝 15g	炒白术 15g
防风 15g	银柴胡 10g
乌梅 15g	五味子 10g

荆芥 15g	苍耳子 15g
川芎 12g	炙甘草 6g
桔梗 6g	熟地黄 20g

【来源】湖北医药学院附属人民医院　施斌。

【功效】温肺散寒，益气固表，祛风止痒。

【主治】过敏性鼻炎。症见平素恶风怕冷，容易感冒，每当天气转凉易发作，并且反复不愈，见倦怠懒言，打喷嚏，流鼻涕，鼻痒，声低细微，面色白，容易出汗，舌质淡，脉细数。

【用法用量】水煎服，日一剂，三餐后温服。

【方解】中医称过敏性鼻炎为鼻鼽，病因主要为正气不足、外邪侵袭，故临床多见肺气虚寒、卫表不固之症。治法以温肺散寒、益气固表为主。方中黄芪味甘性温，具有利尿消肿、敛汗固脱、益气固表之效，能补脾、肺之气，同时具有增强机体免疫功能的作用；炒白术益气健脾，配合防风起到升阳祛风固表的作用，三药合用有玉屏风散之意。方中黑顺片温阳祛寒，辅以熟地黄一阳一阴，培补肺肾；配以桂枝温运中阳，炒白术健脾燥湿，佐以五味子酸甘性温、益气敛肺；乌梅酸涩收敛、养阴生津，这两味药共同应用，阴阳双补，调和营卫。使药桔梗载药上行，直达病所；炙甘草补中扶正，归肺、脾、胃经，具有益气健脾补肺、调和诸药的功效。全方共奏温阳祛寒、益气健脾补肺之效。诸药从体内改善肺寒的环境，从根本上进行体质的调理，预防疾病的反复。

【点评】《石室秘录》言："肺气之伤，必补脾气，脾气既伤，肺气亦困，故补肺必须补脾，而补脾必须补肺。"脾虚则脾气不能输布于肺，肺气则虚。又肾脉入肺，其支者从肺出络心注胸中，故二脏相连，病则俱病，而其根在肾。肺为气主，肾主纳气，二者为母子之脏，是以肺肾相亲，更倍于土金之相爱。肾虚则摄纳无权，气不归元，风邪得以内侵。本方以玉屏风散健脾补肺，又以黑顺片、熟地等培补肺肾，可谓治本之道。（点评人：高磊、张榆雪）

5. 疏风止咳方

【组方】

防风 15g	蝉蜕 10g
钩藤 12g	地龙 10g
丝瓜络 15g	侧柏叶 15g
黄芩 10g	五味子 10g
炙麻黄 9g	苦杏仁 10g
甘草 10g	

【来源】湖北医药学院附属人民医院　田书芳。

【功效】疏风通络，宣肺止咳。

【主治】反复咳嗽，迁延不愈，西医多为慢性支气管炎、咳嗽变异性哮喘、支气管哮喘等，症见久咳、气促、少痰，舌红，苔薄，脉数。

【用法用量】水煎，日一剂，分 3 次温服。

【方解】《素问》有云：“伤于风者上先受之。”肺为华盖，其为娇脏，不耐邪侵。肺失宣肃、咳为气逆，君药炙麻黄、苦杏仁能宣通肺气。吴鞠通在《温病条辨》中言：“治上焦如羽，非轻不举。”本方臣药防风、蝉蜕为疏风清头之品，以疏风宣肺。《医学入门·咳嗽》言：“新咳有痰者外感，随时解散；无痰者便是火热，只宜清之。”本方钩藤、侧柏叶、黄芩能祛风、清热；“久病入络”，地龙、丝瓜络通经络、利水湿、顺气化痰；“久咳，肺气亏虚”，佐药五味子收敛肺气，甘草调和药性。

【随证化裁】痰阻肺络，症见咳嗽、痰鸣、痰白多泡沫，舌苔白腻、质淡红，脉沉细，加葶苈子 10g、桂枝 15g、法半夏 12g、陈皮 15g；痰热蕴肺，症见咳嗽，痰黄腻稠，咳嗽阵作、口干，舌红，苔薄黄，脉滑数，加桑白皮 15g、地骨皮 15g、鱼腥草 15g；肺虚痰热，症见咳嗽迁延，时轻时重，面白多汗，舌苔薄白，沉细，加黄芪 20g、太子参 15g、炒白术 20g、煅牡蛎 30g 、炙款冬花 15g。

【注】炙麻黄：《中国药典》（2020 年版）为蜜麻黄。

【点评】《素问·皮部论》：“皮者脉之部也，邪客于皮则腠理开，开则邪客于络脉，络脉满则注于经脉，经脉满则入舍于府藏也。”络脉是脏腑内外整体性协调联系的重要结构，是气血津液输布的桥梁，也是外邪入侵的通路，六淫之邪首先犯络，内生之邪亦可侵袭络脉，导致络脉抗邪无力，气血津液运行失常。正所谓：“气血虚者，其经络多瘀滞。”络病有易滞、易瘀、易虚、易毒的病理特点。叶天士遵《黄帝内经》“经络皆统血”之旨，认为络病为血分疾病的一部分，提出了“积伤入络，气血皆瘀，则流行失司，所谓痛则不通也。久病当以缓攻，不致重损”。《读医随笔》亦有云：“病久气血推行不利，血络之中必有瘀凝，故致病气缠延不去，必疏其络而病气可尽也。”本方地龙入土钻锐，有走筋入络之势，味咸软坚，润下处湿而入湿为功，血热血瘀，遇之皆化，痰停蓄水，触着皆消，凡阴柔能制亢烈也。又丝瓜络可通经络，和血脉，《本草纲目》言其“能通人脉络脏腑”，二者可入络搜剔老痰顽瘀，可谓本方点睛之笔。（点评人：高磊、张榆雪）

6. 芥牡散结汤

【组方】

百合 30g　　煅牡蛎 30g

黄精 20g	枳壳 20g
地黄 20g	法半夏 12g
陈皮 12g	夏枯草 15g
白芥子 12g	甘草 10g
浙贝母 15g	

【来源】湖北医药学院附属人民医院　徐桃桃。

【功效】养阴润肺，化痰散结。

【主治】肺结节。症见干咳少痰、胸闷不舒，或口干、咽部如窒，舌质红，苔薄腻，脉细。

【用法用量】水煎服，日一剂，三餐后温服。

【方解】方中百合、黄精、地黄补肺阴、养肾精，共为君药固其本；白芥子善消顽痰，合浙贝母、煅牡蛎、夏枯草化痰散结为臣药；陈皮、法半夏行气化痰，枳壳归脾经，理气宽中，遏生痰之源，共为佐药；甘草为使药，调和诸药。

【随证化裁】若结节较大，可加三棱、莪术；若口干明显，可加麦冬、石斛；若兼大便干结，可加玄参、当归、火麻仁。

【点评】人知气血为病，而不知痰病尤多。升于肺，多毛焦面白如枯骨，咽干口燥、咳嗽、喘促，名曰燥痰，久为老痰、郁痰。又七情痰滞咽膈，多胸胁痞满，名曰气痰。而痰治者，痰塞于咽喉之间，虽是小病，而大病实成于此，古人所以另立门以治之。然而所立之方，皆是治痰之标，不足治痰之本也，故立二陈汤，以治上中下新暂久之病。又常云凡痰在胁下，皮里膜外，非白芥子莫能达，盖取其辛温之性，能搜剔内外痰结，及胸膈寒痰，冷涎壅塞者殊有神。本方取二陈汤之陈皮、半夏，合白芥子，可使老痰无处可藏，自然渐渐消化。再者，夫痰即水，其本在肾，其标在脾。在肾者，以水不归其原，水泛为痰也；在脾者，以食饮不化，土不制水也。故治痰者，必当温脾强肾为治痰之本，使根本渐充，则痰将不治而自去矣。王节斋有云："痰之本，原于肾，痰之动，主于脾。"本方以百合、黄精、地黄固其根本，可谓标本同治，有补有散，柔能养肺之精，攻能破气血之结。宜再佐虫类药搜络攻结，视病者虚实以攻之。（点评人：高磊、张榆雪）

7. 清热利咽方

【组方】

金银花 15g	桔梗 15g
胖大海 10g	麦冬 15g
陈皮 15g	玄参 15g
甘草 10g	

【来源】湖北医药学院附属人民医院　陈静。

【功效】养阴清热利咽。

【主治】慢性咽炎。

【用法用量】水煎 2 次，每次 20 min，每日 2 次口服。

【方解】慢性咽炎在中医属于“喉痹”，主要是脏腑虚损，咽喉失养及痰凝血瘀，结聚咽喉所致。方中胖大海化痰散结利咽为君药；金银花清热解毒，麦冬、玄参滋阴清热，共为臣药；桔梗载药上行为佐药；甘草调和诸药为使药。

【点评 1】本方由玄麦甘桔方加减而成，临床使用还需辨证化裁，喉痹病因复杂，非独热也。（点评人：高磊）

【点评 2】原方适量泡水代茶饮，徐图缓功，不失一种简便的治法。（点评人：施斌）

8. 疏风宣肺汤

【组方】

麻黄 10g	杏仁 10g
荆芥 10g	防风 10g
前胡 10g	桔梗 10g
牛蒡子 10g	蝉蜕 10g
白术 10g	甘草 10g
黄芪 30g	

【来源】湖北医药学院附属人民医院　周全。

【功效】疏风宣肺，止咳化痰。

【主治】风邪犯肺，肺失宣降，肺气上逆而发咳嗽。

【用法用量】水煎服，日一剂，三餐后温服。

【方解】本病以长期咳嗽为主，症可归属为中医“咳嗽”“久咳”“风咳”的范畴。本病病因病机复杂，目前中医对本病病因病机的认识尚未统一。多数学者认为风邪为其核心病机，风邪犯肺，肺失宣降，肺气上逆而发咳嗽，其发病与肺、脾、肾三脏关系密切。明代李梴《医学入门·咳嗽总论》提出“风乘肺咳，则鼻塞声重，口干喉痒，语未竟而咳”，结合本病临床表现以咳嗽阵作、咽痒则咳、剧则气促等症状为主，符合风证“善行而数变”“痒则为风”“风盛则挛急”的特性。方中麻黄、杏仁宣肺止咳平喘；前胡、桔梗化痰止咳；蝉蜕、牛蒡子疏风宣肺利咽；荆芥、防风祛风解表；黄芪、白术补气健脾；甘草润肺止咳，调和诸药。本方诸药合用，疏风宣肺不留邪，补气固表而扶正。

【注】杏仁：《中国药典》（2020 年版）为苦杏仁。

二、脾胃系方药

1. 大黄泻热汤

【组方】

大黄（切细，水一升渍一宿）3 钱	泽泻 2 钱
黄芩 2 钱	茯苓 2 钱
芒硝 2 钱	细辛 2 钱
橘皮 2 钱	甘草 3 钱

【来源】本方载于《正统道藏》卷四十七第二。此处方名、组成、主治、用法引自尚儒彪著《道教医药艮卦方》，原文刊于《武当》2004 年 8 期 55 页。功效为编者补录。

【功效】泻热通腑。

【主治】治脾膜厥，逆大，腹中热，切痛，舌强腹胀，身重，令不下，心下热注于脾急痛。

【用法用量】先煎甘草、泽泻、茯苓、黄芩、细辛、橘皮，用水 7 升，煮取 3 升 3 合，去渣取汁，再下大黄煎两沸去渣，下芒硝化开，分 3 次服用。

【方解】据编者考证，原方出自孙思邈《备急千金要方》，用于“治脾脉厥逆，大腹中热切痛，舌强腹胀身重，食不下，心注脾急痛”，此处主治文字和断句不同，可能源于传抄或引用版本差异。热邪为患，亦常夹杂湿邪，湿热二邪相生相伴，共同作祟，侵扰身体。脾因恶湿喜燥而首当其冲出现脾系症状，故本方为此而设，其病症与武当山及周边地区夏秋季湿热的气候特点相符。组方中大黄苦寒泻下，性猛烈，故用“水一升渍一宿”，是因道家认为水性轻柔，能和万物之偏性。肠腑以降为顺，水渍大黄可缓药物刚烈之性，又可浸出药物精华，取其泻下之气，不用其攻下之性。芒硝为矿物药，荡涤中焦，泻下逐邪，净化中府，是道家常用之品。脾土有热，母病及子，故予黄芩清上焦肺金余热。然湿热为患，若湿邪不除，则热邪不尽，故在上述三药清热的同时，配伍泽泻、茯苓、橘皮健脾利湿，清利湿患。大黄、芒硝皆为寒凉之物，用之不慎可损及肾阳，而道家极为重视肾中阴阳的平衡，认为维护肾中阴阳的平衡是恢复健康的根本，故此处选用细辛制约大黄、芒硝寒凉之性，防止其伤及肾阳。最后配以甘草，不仅甘能入土，引药入经，又有调和诸药之功，缓和全方药性，以和为贵，以防过犹不及之嫌。全方泻下清热、健脾利湿、温肾通阳并用，祛邪扶正兼顾，药虽猛，而方性折中，道家的哲学思想尽显可见。（湖北医药学院附属人民医院　时文远）

【点评】《黄帝内经》曰："诸湿肿满，皆属于脾。"湿者土之气，土者火之子，故湿每能生热，热亦能生湿。全方配伍严谨，贵和阴阳，体现道家"负阴而抱阳，冲气以为和"的思想。大黄泻热汤虽泻热通腑，但其收录于《道教医药艮卦方》，艮卦表示表面实内里虚，上实下虚的事物，与大承气汤证的表里俱实仍有区别，临床运用需注意。（点评人：高磊）

2. 仙人健脾方

【组方】

人参 2 两	当归 2 两
桂心 2 两	茯苓 2 两
桔梗 2 两	川芎 2 两
厚朴 2 两	甘草 2 两
橘皮 2 两	吴茱萸 2 两
白术 5 两	麦芽 1 升

【来源】本方载于《武当秘方》。此处方名、组成、主治、用法引自尚儒彪著《道教医药艮卦方》，原文刊于《武当》2004 年 8 期 55 页。功效为编者补录。

【功效】健脾益气，和胃止痛。

【主治】脾胃俱虚，苦饥寒痛。

【用法用量】上药咀嚼令碎，以水 1 斗 2 升，煮取 3 升，分 3 次服。

【方解】脾胃乃后天之本，气血之源。古代天灾兵患不断，百姓生活常处于饥寒交迫之中，脾胃病多发，武当道医基于百姓所苦，针对相关证型调制良方，医民之所痛。脾胃五行为土，土载万物，化生花虫鸟兽，人亦在其中。方中人参、白术、茯苓、甘草乃是四君子之配伍，健脾益气，化运中焦；桔梗、厚朴、橘皮燥湿行气、通利肠腑，利于运化。桂心一般是指肉桂去掉外层粗皮的部分。桂心、吴茱萸温散寒气、暖煦中土，川芎行气活血止痛，合用可除中焦寒邪作祟所致诸痛；配合甘草和中缓急，更可除脾急之痛；麦芽消食和中，助脾胃运化之力。此方可能是基于当时的时局情况，百姓多苦于脾胃之疾而立，彰显了当时道医体恤民情，治病救人，大爱苍生的思想。（湖北医药学院附属人民医院　时文远）

【点评】脾胃属土，土为万物之母，该方独重白术，契合补中补土之功

效，吴茱萸除寒痛之要药，配合麦芽、桂心等药，有经方吴茱萸汤合建中汤之特点。（点评人：高磊）

3. 承气泻实热方

【组方】

半夏 8 两	宿姜 8 两
茯苓 8 两	白术 8 两
杏仁 3 两	竹叶 4 两
橘皮 4 两	白芍 4 两

【来源】本方载于《武当秘方》。此处方名、组成、主治、用法引自尚儒彪著《道教医药艮卦方》，原文刊于《武当》2004 年 8 期 55 页。

【功效】原著未述。

【主治】脾劳实，四肢不用，五脏乖反胀满，肩息气急不安。

【用法用量】上药咀嚼令碎，以水 1 斗，煮取 2 升，分 4 次服用。

【方解】据编者考证，此方源自孙思邈《备急千金要方》，因孙思邈亦医亦道，在道医中享有盛名，其著作在武当山一带也颇为流传，同样武当山道医对孙思邈《备急千金要方》中的方药也尤为推崇。此方从配伍和应用可见，虽名为承气，但与《伤寒论》中的三承气汤旨意不同，此方所治是脾胃失职，中焦胀满，致肺气不降，气息急迫。乃是承接肺气下降之意，而非胃气。方中茯苓、白术健脾和中，宿姜醒脾开胃，助茯苓、白术发挥健中之效；半夏清泄肺胃，除壅塞之气，畅通上中二焦；杏仁宣肺平喘，缓解气急，使呼吸平畅，肺之肃降功能方可运行；橘皮温中燥湿、化痰平喘以清脾肺之痰湿；竹叶清泄邪热，消除郁热之患；白芍和中柔筋缓急，使胀满之症不甚急迫。纵观此方，虽名为泻实热，乃是以通为用，脏腑通利则邪热自消，故并未重用寒凉之剂，仅用了竹叶这味不甚寒凉的药物，而仍有泻热之功，全方蕴含了道家的整体观。（湖北医药学院附属人民医院　时文远）

【点评】方中虽无苦寒泻下之品，然而人身之气，全赖胃气以下降，全由脾气以上升，方可调和龙虎，捉坎填离。半夏禀秋金收降之性，力能下达，为降胃安冲之主药，竹叶甘寒凉金，降逆除烦，为泻热清上之佳品也。杏仁降冲逆而开闭塞，泻壅阻而平喘嗽，消皮腠之浮肿，由半夏一味大降胃气，辅以杏仁、竹叶收敛肺气，何愁阳道不通，腑气不顺？（点评人：高磊）

4. 太乙止痢方

【组方】

黄连 6 钱	干姜 2 钱
当归 2 钱	阿胶 2 钱

【来源】本方载于《济世妙方》。此处方名、组成、主治、用法引自尚儒彪著《道教医药艮卦方》，原文刊于《武当》2004 年 8 期 55 页。

【功效】原著未述。

【主治】大冷稠痢，肠滑下赤白如鱼脑，日夜无节度，腹痛不可忍者。

【用法用量】前 3 味共为细末，以大酢 8 合烊胶和之为丸，如小豆大，候干。成年人服 30 丸，小儿服 3 ～ 9 丸，每日 2 次。（注：“酢”同“醋”）

【方解】此方药物与孙思邈《备急千金要方》中的驻车丸药味相同，主治和用法亦相同。此方黄连和干姜配伍，乃寒热并用，调和阴阳，阴平阳秘，肠腑自安；当归祛瘀活血，邪去而不留瘀；阿胶不仅凉血止血，又可养血补虚缓急。此方药物少，配伍精要，用之得法，疗效立显。古时民众苦于下痢，一旦染病常饱受其苦，甚至危及生命，道医在治病救人过程中同样也是博览群书，广泛借鉴成熟的中医方剂治病救人。（湖北医药学院附属人民医院　时文远）

【点评】《推拿抉微》有云：“夫久痢不止，气血下陷，则魂魄将随之而脱，魂魄既脱，其死亡也，可立而待。故治之之法，惟宜滋补。”有过服寒凉而致者，肝脾内伤而致者，元气下陷而致者，肾虚不固而致者，皆当审其因而分治之。其脾胃不健壮者，宜兼用健补脾胃之药以清痢之上源，自能拔除病根也。倘若腹中隐痛，宜加吴茱萸、姜炭，以化中焦之寒；赤痢缠绵，当佐秦皮、白芍，以清肝脾之血；肛门重坠，更加升麻、桔梗，以升下陷之元；虚滑不禁，再入骨脂、龙骨，以固下焦之脱。（点评人：高磊、张榆雪）

5. 孙真人治五劳七伤方

【组方】

饴糖半斤	大枣 20 枚
黄芪 3 两	远志 3 两
当归 3 两	泽泻 3 两
芍药 2 两	人参 2 两
龙骨 2 两	甘草 2 两
生姜 8 两	

【来源】原文按此方摘自《正统道藏》卷六十第三。此处方名、组成、主治、用法引自尚儒彪著《道教医药坎卦秘方》，原文刊于《武当》2004 年 1 期 56 页。

【功效】原著未述。

【主治】五劳七伤，小腹急，脐下膨亨，两肋胀满，腰肾相引，鼻口干燥，目干，昏暗，迎风流泪，胃中气急，不下饮食，茎中策策痛，小便黄赤，有余沥，梦与鬼交通，惊恐虚之，此方灵验。

【用法用量】上11味咀嚼，以水1斗，煮取2升半汤，纳入饴糖令烊化，一服八合，稍息又一服。

【方解】古时生产力水平低下，广大百姓生活极度贫苦，五劳七伤之疾尤为普遍。基于道家的养生观，对身体治病防病和养生保健的需要，采用中药治疗一些杂病具有丰富的经验。方中饴糖补益中气，濡养脾胃；黄芪补虚建中；远志养心；当归养血；人参则有大补元气之功；泽泻淡渗补肾；芍药配当归养血和血，柔肝缓急；龙骨安神；生姜宣肺开胃健脾，大枣和甘草均有补中和胃之功效。诸药同用，各有兼顾，使脾气足，肺气调，肾气旺，心神安，肝气和，脏腑得养则身体强健，五劳七伤自愈。此方在配伍上体现了道家调五脏以求长生的思想。（湖北医药学院附属人民医院　时文远）

【点评】五劳者，皆用意施为，过伤五脏，使五神不宁而为病，故曰五劳。虚劳病至，则亡血失精，消耗精液，枯槁干涸，难为力矣。脾胃者，土也。土为万物之母，诸脏腑百骸受气于脾胃而后能强；若脾胃一亏，则众体皆无以受气，日见羸弱矣。故治五劳者，宜以脾胃为主。《黄帝内经》于针药所莫制者，调以甘药，《金匮要略》遵之，而用小建中汤、黄芪建中汤等，急建其中气。俾饮食增而津液旺，以至充血生精，而复其真阴之不足，但稼穑作甘为本味，而酸辛咸苦所不用，盖舍此别无良法也。土爰稼穑作甘，饴糖乃精华中之精华，脾土位居中央，若虚乏而当建中，建中而不旁骛者，唯饴糖为然。故仲圣方凡名建中，必有饴糖，否则不与以是名。补脾之物有五，曰人参、曰大枣、曰粳米、曰甘草、曰饴糖，皆能治脾虚之腹痛。本方以半斤饴糖为君，可谓顺应脾胃喜甘而恶苦之性。（点评人：高磊、张榆雪）

6. 痛泻四神加味方

【组方】

防风 10g	麸炒白术 12g
白芍 20g	陈皮 12g
补骨脂 15g	五味子 6g
肉豆蔻 9g	吴茱萸 5g
乌梅 20g	木香 12g
诃子 10g	肉桂 5g
升麻 6g	炙甘草 6g

【来源】湖北医药学院附属人民医院　杨照华。

【功效】柔肝健脾温肾，缓急涩肠止泻。

【主治】腹泻型肠易激综合征。中医辨证为肾阳不足，肝风妄动，脾土失于温养而复伤于木伐所导致的泄泻。症见肠鸣腹痛、五更溏泻、食少不化、久泻不止、面黄肢冷等，舌淡红，苔白，脉弦紧或尺弱或寸浮。

【用法用量】水煎服，日一剂，三餐后温服。

【方解】腹泻型肠易激综合征为慢性难治疾病，中老年多见，多虚实夹杂。起病多因肾失所养，一则肾水枯不能涵润肝木，肝阴不足而风阳妄动，木克土则脾虚不能制水以致痛泻；二则肾火衰不能温养脾土，土湿不能燥化，水湿下注而成泻。此方由痛泻要方、四神丸组方加味而成。痛泻要方为《丹溪心法》名方，方中白术苦温，补脾燥湿，白芍酸寒，柔肝缓急止痛；陈皮理气燥湿，醒脾和胃；防风升散止泻。四神丸出自《证治准绳》，其用补骨脂、肉豆蔻温脾暖肾、涩肠止泻；取吴茱萸温养肝肾，以散阴寒。笔者验方在此基础上，加木香香燥醒脾、理气化湿以佐白术；加乌梅酸敛柔木以助白芍，更有润肺清胆收降相火之意；加升麻升阳举陷自助防风；加诃子、肉桂温暖脾肾、涩肠止泻以助肉豆蔻、补骨脂；炙甘草国老建中，调和诸药。纵观本方，建中补土，温肾暖水，柔肝达木，敛肺降金，补虚泻实，标本兼治，因而腹泻得愈。

【点评】考《伤寒论》厥阴病中“下之利不止”及乌梅丸“亦主久利”等相关条文，乌梅既责肝木不定，又有拔旗夺寨之功，未尝不可以用乌梅丸治此病。（点评人：高磊）

7. 温中化浊方

【组方】

桂枝 15g	茯苓 20g
白术 20g	泽泻 30g
黄芪 30g	薏苡仁 30g
砂仁 8g	法半夏 10g
干姜 8g	天花粉 12g
桑白皮 15g	升麻 6g
炙甘草 6g	

【来源】湖北医药学院附属人民医院　杨照华。

【功效】温中化浊，通利三焦。

【主治】脾虚湿困，气化不足，水津不能上承导致的口干重症。症见口干不欲饮，夜间为甚，甚则干醒，多伴腹胀肠鸣、便溏，甚则胃中如有水漾状等不适，舌淡红，苔白厚或干或腻滑，脉弦紧或浮。

【用法用量】水煎服，日一剂，三餐后温服。

【方解】“口干”辨证多为阴虚或火盛，用药多为滋阴或清热之属。此方则从中焦阳虚，水湿内阻，津不上承论治。其中，痰饮内停中焦则脘胀腹满，脾虚津不承上则口干，肠弱不化津液则大便溏稀。脉弦为水饮或痛或郁或寒，此水饮也。方以苓桂术甘汤为主，佐泽泻（泽泻白术散）利水坚阴；加黄芪、薏苡仁建中利水；法半夏、干姜以温和之；砂仁排湿化浊、宣通上下；又佐用天花粉、桑白皮润上退火；升麻辛助升发，阴随阳长。概观此方，中温燥、上甘润、下淡渗，三焦同治，气化重建，水津上承，而口干顽疾得愈。

【随证化裁】若兼胸胀痞闷，可选加石菖蒲、厚朴、葶苈子宽胸化湿。若兼烦躁不适，选加石膏、竹茹。若兼腰膝酸软、尿频，选加肉桂、吴茱萸、附子之属。

【点评】今人但见口渴，即认为火，而不知口火者固能渴，无火者亦能渴，此不可不辨也。脾元既弱，不能为胃行其津液，其治在中焦，《黄帝内经》云："饮入于胃，游溢精气，上输于脾。脾气散精，上归于肺，通调水道，下输膀胱。水精四布，五经并行。"本方以苓桂术甘汤为主，三焦同治，使水津上达，口干自解。又有《湿热论》云："胃液不升则口渴，病在中焦气分，故多开中焦气分之药。"可考虑加入如藿香、佩兰等芳香醒脾之属。（点评人：高磊）

8. 填精养血通便汤

【组方】

熟地黄 30g	黄精 20g
黑芝麻 30g	肉苁蓉 20g
鹿角胶 8g	黄芪 30g
当归 20g	川芎 15g
白芍 20g	桃仁 10g
苦杏仁 10g	火麻仁 30g
枳实 12g	大黄 10g
芒硝 2g	

【来源】湖北医药学院附属人民医院　杨照华。

【功效】填精养血，润肠通便。

【主治】用于肾虚精血亏虚引起的老年习惯性便秘、产后便秘。症见大便秘结，小便清长，腰酸足软，背冷畏寒，舌淡或暗红，苔略少，脉沉细。

【用法用量】水煎服，日一剂，三餐后温服。

【方解】肾主二便，肾阳不足则五液不化，肾精亏虚则肝血不生，精血不润肠道则便秘，故顽固性便秘多见于老人。老人亦多见脾约便秘、血瘀便秘，究其本质，皆为肾精亏虚，不能健脾化血。故老年习惯性便秘的治法重在填精养血活血。本方熟地黄、黄精滋补肾阴，肉苁蓉、鹿角胶温补肾阳，阴阳互济，化生精血。四者同为君药。以当归、川芎、白芍为臣，和熟地并为四物汤，油润多滋，养血润燥。又四物为血中气剂，补肝血，疏肝气，故能养血活血，正对老人血亏血瘀之体。黄芪为佐，建中益气，和当归等以成气能生血，并治脾约；苦杏仁肃肺在上、桃仁活血治胸、麻仁润肠在下，三焦并治，以通为顺。三仁亦为佐药。枳实苦降理气，以防呆补；炙甘草甘养中气，调和诸药。二者为使。至于大黄、芒硝，急者治其标，非长久之计。

【点评】《金匮真言论》云："北方黑色，入通于肾，开窍于二阴，藏精于肾。"又云："肾主大便，大便难者，取足少阴。夫肾主五液，津液润则大便如常，耗散真阴，津液亏少，故大便结燥。"但察其既无火证，又无火脉，或其人喜热恶冷，则非阳证可知。然既无邪何以便结不通？盖此证有二，则一以阳虚，二以阴虚也。凡下焦阳虚，则阳气不行，不能传送而阴凝于下，此阳虚而阴结也。下焦阴虚，则精血枯燥，津液不到而肠脏干槁，此阴虚而阴结也。故治阳虚而阴结者，但益其火，则阴凝自化。治阴虚而阴结者，但壮其水，则泾渭自通。又老人便结，大多属血燥。盖人年四十而阴气自半，则阴虚之渐也。此外则愈老愈衰，精血日耗，故多有干结之症。治此之法无他，唯虚者补之，燥者润之而尽之矣。方中以诸药培补脾肾，填精养血，增水行舟，便是此理。然亦难辨其虚实微甚，及有火无火，因其人而调理之可也。凡病涉虚损而大便闭结不通，此用通于补之剂也，最妙最妙，而硝、黄攻击等剂必不可用，若势有不得不通者，方斟酌使用。（点评人：高磊、张榆雪）

9. 消痞汤

【组方】

柴胡 10g	枳壳 15g
白芍 20g	麸炒白术 30g
陈皮 15g	莪术 15g
威灵仙 15g	鸡内金 20g
虎杖 15g	炙甘草 6g
合欢皮 15g	炒三仙各 15g

【来源】湖北医药学院附属人民医院　施斌。

【功效】疏肝健脾，理气解郁，和胃消痞。

【主治】功能性消化不良，症见上腹部饱胀不适、隐痛或阵发性疼痛，嗳气频作、间有恶心呕吐，伴神疲乏力、纳差、消瘦，口干，情绪急躁。舌质红，苔薄黄，脉细沉或弦。

【用法用量】水煎服，日一剂，三餐后温服。

【方解】功能性消化不良属于中医痞满的范畴，脾主升清，胃主降浊，因表邪内陷入里，饮食不节，痰湿阻滞，情志失调或者脾胃虚弱等原因导致脾胃损伤，升降失司，胃气壅滞，痞塞不通。方中柴胡入肝经以疏肝理气解郁，调畅人体的气机；枳壳通利胸腹枢节，解散留滞在胸膈的郁结，可辅助柴胡疏肝理气；白芍与甘草相配伍可缓急止痛，缓解肢体脏器的痉挛，四药合用有四逆散之意。现代药理学研究表明，柴胡、白芍可镇痛、松弛和抑制胃肠平滑肌运动，枳壳可兴奋胃肠平滑肌，使其收缩节律增强。三药合用有消炎、调节胃肠运动的双向作用。合欢皮理气解郁、消散郁结，陈皮主行脾胃之气，理气健脾、调中燥湿，可宽及所有脏腑，遍及全身之湿；麸炒白术归脾胃经，补气健脾、燥湿利水；鸡内金合炒三仙既能消食除积，又能健运脾胃，配合健脾益气的麸炒白术，五药合用有温中健脾、理气燥湿之效。莪术行气消积、消食化滞；威灵仙活血止痛、通络除湿，配合虎杖清热燥湿，炙甘草调和诸药。

【点评】痞证病因复杂，非独脾虚也，如胸中之气不足可致痞（升陷汤证），中气不足可致痞（补中益气汤证），寒热错杂可致痞（半夏泻心汤证），痰湿可致痞（二陈汤、平胃散证），瘀血、阴伤均可致痞，临证仍需辨证施治。（点评人：高磊）

10. 消痈汤

【组方】

金银花 15g	连翘 30g
蒲公英 50g	桃仁 15g
紫花地丁 30g	大黄 12g
醋延胡索 12g	大血藤 50g
牡丹皮 15g	甘草 10g

【来源】湖北医药学院附属人民医院　徐凤玉。

【功效】清热解毒，行气止痛。

【主治】肠痈肿毒初起。腹痛拒按，烦热口渴，或身热不解、大便不通，舌质红，苔黄腻，脉弦滑。

【用法用量】水煎服，日一剂，三餐后温服。

【方解】方中金银花、连翘共为君药，清热解毒散结；紫花地丁、蒲公英散结消痈为臣药，助君药清热解毒、消痈散肿之力；大血藤、桃仁、大黄清利肠中湿热为佐药，并助药力下达肠腹；牡丹皮凉血消瘀、醋延胡索行气止痛共为佐药；甘草为使调和诸药。

【随证化裁】若兼恶心、呕吐，可加陈皮、竹茹；若腹胀明显，可加佛手、厚朴；若口干明显，可加玄参、石膏、知母。

【点评】金银花，补虚疗风，散热解毒。痈疽未成，能拔毒而散；已成，能托毒而穿，李可先生称金银花为“疮毒圣药”，善治一切大小痈，肿毒恶疮，禀寒冬生长之性，用量虽重而不碍苦寒，较为稳妥。此方集清热消痈行气祛瘀于一体，此等剂量非临床深有经验不可轻用，果相病机而投之庶可获桴鼓之效，然方中诸药寒凉碍胃，姜枣反佐亦不可少。（点评人：高磊）

11. 白术醒脾汤

【组方】

白术 10g	茯苓 10g
猪苓 10g	陈皮 6g
泽泻 10g	防风 10g
薄荷 6g	甘草 6g

【来源】湖北医药学院附属人民医院　徐凤玉。

【功效】健脾祛湿，升清止泻。

【主治】大便稀溏、次数增多，或腹胀、纳差，舌质淡红，苔白腻，脉滑。

【用法用量】水煎服，日一剂，三餐后温服。

【方解】方中白术、茯苓健脾祛湿共为君药；猪苓、泽泻淡渗利湿，防风、薄荷祛风胜湿，为臣药；陈皮理气健脾为佐药；甘草调和诸药为使药。

【随证化裁】若伤食，可加焦三仙、鸡内金；若湿热重，可加车前子、六一散。

【点评】白术禀初夏之气以生，味苦气温，从火化也。得土之冲气，益之以甘，昭土德也，其甘温得中土之冲气，补脾胃之第一品也。有术赞云：味重金浆，芳逾玉液，百邪外御，六腑内充，察草木之盛，益于己者，并不及术之多功也。每遇暴病尺虚，中气欲脱之症，用此馨香冲和之味，托住中气，真矣奇功，不亚人参。洁古亦云：非白术不能去湿。此方以白术为名，以白术为君，可暖脾益津，除湿益燥，健脾进食，除胃虚停饮，理心下急痛，补劳倦内伤，驱胃脘食积痰涎，健脾除湿，非术不可。（点评人：高磊）

12. 柴胡代赭汤

【组方】

柴胡 12g	枳壳 15g
陈皮 12g	半夏 10g
黄连 10g	吴茱萸 6g
旋覆花 15g	代赭石 30g
党参 10g	茯苓 20g
生姜 10g	炙甘草 10g

【来源】湖北医药学院附属人民医院　刘记。

【功效】疏肝清热，和胃降逆。

【主治】肝胃郁热型胃食管反流病。症见反酸，胸痛引及胁肋，胃脘灼痛、嘈杂，口干口苦，大便黏腻，舌红苔黄，脉弦数。

【用法用量】水煎，日一剂 400mL，分 3 次温服。

【方解】方中柴胡入肝经，舒肝解郁，调畅气机；枳壳、陈皮理气行滞，健脾和胃；半夏辛开散结，降逆止呕；黄连、吴茱萸辛开苦降、清泄胃热；配以旋覆花苦、辛、咸、微温，归肺、胃二经，降气化痰，降逆止呕和胃；代赭石苦寒，归肝、心二经，重镇降逆，平肝和胃；此二药心、肝、肺、胃同治，且一寒一温，寒温并用，共奏理气化痰，和胃降逆止痛之功；再以生姜和胃降逆止呕，且防半夏之毒；再以茯苓渗湿健脾，助半夏化痰；生姜和胃降逆止呕；党参、炙甘草益气健脾，脾土健旺，则有助于肝气条达，胃气畅顺。诸药合用，共奏“疏肝清热、理气化痰、和胃降逆”之功。肝气郁甚者，可选加佛手、郁金、香附、香橼皮等疏肝理气和胃之品，取“泄厥阴以和阳明”之义。夹湿者，可酌加苍术、藿香、佩兰、白蔻仁、薏苡仁等化湿健脾和胃；肝胃郁热甚者，可加用石膏、知母、黄芩等清泻胃火，降逆止呕；脾胃虚寒者，可加用黄芪、白术、干姜等温中散寒、健脾益胃；气郁痰热者，可加用木香、沉香、乌药、枳实、竹茹等清热理气化痰；胃阴不足者，可合用一贯煎养阴生津、益胃和中；久病入络，气滞血瘀者，可加用当归、川芎、降香、桃仁、红花、丹参、三七等活血理气之品。至于寒热虚实夹杂者，则加用黄芩、干姜，取半夏泻心汤辛开苦降之义，寒温并用，阴阳并调。

【点评】胃食管反流病的病机为肝木侮胃，虽有胃虚，然“非纯补可知”。叶天士立法泄木安土，木分肝胆，土有脾胃，泄厥阴肝木，和阳明胃腑。“药取苦味之降，辛气宣通矣”，苦能降胃泄肝，合腑之性，制肝之用；辛能宣通，解肝之郁，畅胃之气。盖肝为起病之源，胃为传病之所。肝木侮胃，明系情怀忧劳，以致气郁结聚。久病至颇能安谷，非纯补可知。泄厥阴以舒其用，和阳明以利其腑。全方切中病机，清肝降胃，临床多有效验，有伴重度胃溃疡者，宜加减海螵蛸、牡蛎缓图之。（点评人：高磊）

13. 清肠汤

【组方】

白头翁 30g	黄连 6g
黄柏炭 12g	马齿苋 15g
败酱草 15g	秦皮 9g
木香 9g	赤芍 20g
麸炒白术 12g	陈皮 9g
炙甘草 6g	

【来源】湖北医药学院附属人民医院　刘记。

【功效】清热燥湿、凉血止痢。

【主治】湿热内蕴型溃疡性结肠炎。症见腹泻黏液脓血便，里急后重，肛门灼热，身热，下腹坠痛或灼痛，口苦、口臭，小便短赤，舌苔黄腻，脉滑数或濡数。

【用法用量】水煎，日一剂 400mL，分 3 次温服。

【方解】方中重用白头翁为君药，其性苦寒降泄，归阳明胃与大肠经，清热解毒，凉血止痢，尤善于清肠胃湿热及血分热毒，为治疗热毒血痢的良药。黄连、黄柏二药性味苦寒，均有清热燥湿、泻火解毒的功效，尤善清中下二焦之湿热；马齿苋味酸性寒质滑，酸能收敛，寒能清泻，也具有清热解毒、凉血止痢之功；败酱草苦辛、性寒，归胃、大肠、肝经，具有清热解毒，消痈排脓，祛瘀止痛之功效，为治疗肠痈腹痛、脓血便之要药；以上 4 味中药共助君药清热燥湿，凉血止痢，共为臣药。佐以苦寒之秦皮加强全方清热燥湿、凉血解毒之功，兼以涩肠止痢，木香、赤芍调气活血，使血脉畅通，气血调和，正所谓“调气则后重自除，行血则便脓自愈”；白术、陈皮补气健脾以先安未受邪之地，体现了中医学“未病先防，既病防变”的“治未病”思想，既有助于脾胃的运化，使气血化生有源，又有利于祛除湿热之邪毒，有标本兼治之妙。最后，以炙甘草为使药，既能加强白术益气扶正之功，又可缓急止痛，调和药性。

【随证化裁】腹泻不减者，酌加藿香、佩兰、煨诃子、芡实、石榴皮；腹痛较甚者，加佛手、香橼皮、延胡索、乌药；便血明显者，加地榆炭、槐花；脓血较多者，加丹参、当归、牡丹皮；里急后重明显者，加枳壳、槟榔；发热明显者，加金银花、葛根；腹泻、脓血便缓解者，去白头翁、黄柏，加黄芪、党参、茯苓、山药。

【点评】《黄帝内经》云：“诸呕吐酸，暴注下迫，皆属于热。”下迫与吐酸同言，则知其属于肝热也。仲景于下利后重便脓血者，亦详于“厥阴篇”中，皆以痢属肝经也。盖痢多发于秋，乃肺金不清，肝木遏郁。肝主疏泄，其疏泄之力太过，则暴注里急，有不能待之势。然或大肠开通，则直泻下矣。乃大肠为肺金之腑，金性收涩，秋日当令，而不使泻出，则滞塞不得快利，遂为后重。是以治痢者，开其肺气，清其肝火，则下痢自愈。本方以治热痢专方白头翁汤为基础，白头翁临风偏静，特立不挠，专清木热，用以为君者，欲平走窍之火，必先定摇动之风也。黄连、黄柏并清湿热。因疏泄不遂，必有湿气。湿与热合，阻木气上升之路，故病热利而又后重。湿热除去，木气乃升也。又热痢者，热郁湿蒸，人感其气，内干脾胃，脾不健运，胃不消导，热挟湿食，酝酿中州，而成滞下矣。赤为伤血，白为伤气，脓血稠黏，气血两伤也。腹痛后重，气血皆滞也。此方赤芍、木香、黄连共用，取芍药汤之精意，即刘河间所云：“行血则脓血自

愈，调气则后重自除。”（点评人：高磊、张榆雪）

14. 理气通便方

【组方】

瓜蒌皮 15g	瓜蒌子 15g
柴胡 12g	枳实 15g
厚朴 10g	炒莱菔子 10g
陈皮 12g	砂仁 10g
郁李仁 10g	苦杏仁 10g
桃仁 10g	火麻仁 15g
熟大黄 10g	麦冬 10g
玄参 10g	地黄 15g
制何首乌 15g	槟榔 10g

【来源】湖北医药学院附属人民医院　刘记。

【功效】疏肝理气，润肠通便。

【主治】肠道气滞型便秘。症见大便干结或不干，排便不畅，欲解不得，少腹作胀，嗳气频作，胁肋胀满，苔白，脉弦细。

【用法用量】水煎，日一剂 400mL，分 3 次温服。

【方解】方中柴胡味苦、辛、微寒，归肝、胆经。性善调达肝气，疏肝解郁，升举脾胃清阳之气。枳实归脾、胃、大肠经。辛行苦降，善破气除痞，消积导滞，治疗胃肠积滞之便秘。厚朴归肺、脾胃、大肠经，下气除满，下气宽中，消积导滞。炒莱菔子下气化痰，消食除胀。三药合用，降脾胃之气，消积除胀。配伍柴胡调理脾胃气机升降，使全身气机之枢纽得以顺畅运行。肺与大肠相表里，用杏仁则发挥其苦温宣肺，润肠通便，提壶揭盖的作用。瓜蒌皮润肺降气，润肠通便。两药相伍，一宣一降，调理肺气。槟榔辛散苦泄，入胃肠经，善行胃肠之气，能消积导滞，兼能缓泻通便。功能性便秘患者往往病程较长，多属久病入血，久病则血瘀，故用桃仁活血祛瘀，润肠通便。熟大黄酒制之后，泄下力减弱，同时具有活血作用，与桃仁同用有活血祛瘀通便的作用。生大黄泻下攻积力虽然强，但是易致津液受损，燥结更甚，故不用。郁李仁、火麻仁皆有润肠通便的功效，火麻仁滑利下行、走而不受，偏走大肠血分；郁李仁下气利水、行气通便，偏入大肠气分，两药相配，一气一血，气血双调。瓜蒌子、桃仁、苦杏仁、郁李仁、火麻仁皆为植物的种仁，富含油脂，味甘质润，多入脾、大肠经，能润滑大肠，促排便而不致峻泻。用麦冬、玄参、地黄（增液汤）旨在增水行舟，三药合用，养阴增液，以补药之体为泻药之用，使肠燥得润、大便得下。制何首乌补益精血，润肠通便。以上滋阴补血之品，多滋腻碍胃，配以陈皮、砂仁理气和胃之品，使补而不滞，而无碍胃之虑。诸药相配，使气机得调，升降有常；津血兼顾，滋而不滞。气、血、津液同治，肺、脾、胃、肝、肾协调，使肠道得以濡润，大便得通。

15. 柴翘清胆汤

【组方】

柴胡 10g	连翘 12g
龙胆 6g	郁金 20g
黄芩 12g	陈皮 12g
藿香 10g	石菖蒲 20g
炒麦芽 12g	甘草 10g

【来源】湖北医药学院附属人民医院　徐桃桃。

【功效】疏肝解郁，清热利胆。

【主治】口苦、右胁隐痛，或头痛、胆怯易惊，舌质红，苔薄腻，脉弦细。

【用法用量】水煎服，日一剂，三餐后温服。

【方解】方中柴胡味苦微寒，为肝胆经引经药，连翘微寒能清，质轻上浮，二者清肝利胆共为君药；龙胆专清泻肝胆之火，黄芩合柴胡清肝经之热，共为臣药；陈皮、藿香、石菖蒲均为芳香辟秽之品为佐药，以防苦寒之品碍伤脾胃，炒麦芽疏肝理气健脾，甘草调和诸药，共为佐药。

【随证化裁】若兼吐酸，可加左金丸；若兼大便干结，可加当归、玄参、酒大黄；若兼夜寐不安，可加珍珠母、龙齿。

16. 软肝方

【组方】

柴胡 12g	白芍 15g
香附 12g	当归 10g
党参 15g	黄芪 50g
麸炒白术 24g	煅牡蛎 30g
鳖甲 30g	甘草 6g
丹参 15g	泽兰 18g
鸡内金 10g	茯苓 24g
蒲公英 18g	黄芩 12g
陈皮 12g	

【来源】湖北医药学院附属人民医院　杨文昊。

【功效】疏肝健脾，软坚散结。

【主治】肝硬化等疾患。症见腹胀，面色黧黑，乏力，齿衄，鼻衄，双下肢水肿，脾大，食欲差，大便不成形，舌质红，苔黄，脉细弦。

【用法用量】煎水 500mL，取汁 300mL，日一剂，三餐后温服。

【方解】黄芪、党参、麸炒白术益气健脾；柴胡、白芍、香附疏肝理气；当归、丹参、泽兰补血活血，助肝之用；煅牡蛎、鳖甲、鸡内金软坚散结；黄芩、蒲公英、茯苓清热利湿；甘草调和诸药。

【点评】癥瘕者，是因伤血得之，其状胸膈烦闷，痛引少腹，时或攻筑，上抢心胸，虽不阻食，渐成瘕结，又曰血结，然此总以荣卫俱虚，风寒袭于外，饮食滞于中，久而不化则邪并于阴，而为癥，邪并于阳则为瘕，假物象形，动而不息，去来无常，或两胁间有块如石，按之则痛，不按则轻，久而不已，则面黄肌瘦，肚硬而胀，腹现青筋。治宜调脾养胃，磨癥清瘕，佐以消导，非一朝一夕可愈也。若形气充实者，调其气而破其血，消其食而豁其痰，衰其大半而止，不可猛攻，以伤元气。本方选择以鸡内金、鳖甲化瘀消瘕，攻补兼施，徐徐图之，鳖甲气平，禀金气而入肺，味咸无毒，善能攻坚，又不损气，得水味而入肾，气平可以制肝，且性善藏，凡小有隙地，鳖必用甲以钻入之。是其力全在于甲，故用甲以攻坚，原有至理，非私臆也，故阴阳上下，有癥瘕不除者，皆宜用之。鸡内金，鸡之胃也，味酸而性微温，中有瓷、石、铜、铁皆能消化，其善化淤积可知。原为通彻玲珑之体，是以居于中焦以升降气化，若有淤积，气化不能升降，是以易致胀满。用鸡内金为脏器疗法，若再与白术等分并用，即为消化淤积之要药，更为健补脾胃之妙品，脾胃健壮，益能运化药力以消积也。且鸡内金不但能消脾胃之积，无论脏腑何处有积，鸡内金皆能消之，是以男子痃癖、女之癥瘕，久久服之皆能治愈，又凡虚劳者，其经络多瘀滞，加鸡内金于滋补药中，以化其经络之瘀滞而病始可愈。（点评人：高磊、张榆雪）

17. 平冲降逆汤

【组方】

代赭石 30g	麸炒白术 20g
煅龙骨 20g	煅牡蛎 20g
生麦芽 15g	牛膝 15g
地黄 15g	醋龟甲 10g
旋覆花 10g	麦冬 10g
枳实 10g	白芍 10g
法半夏 8g	桂枝 6g
炙甘草 6g	干姜 3g

【来源】湖北医药学院附属人民医院　涂焱华。

【功效】健脾和胃，平冲降逆。

【主治】难治性胃食管反流病。症见反复发作性反酸、胃灼热、脘腹胀满、嗳气频作、大便秘结，伴心烦易怒。舌红、苔黄、脉弦。

【用法用量】水煎服，日一剂，三餐后温服。

【方解】难治性胃食管反流病属于中医嘈杂、泛酸、痞满等范畴。《寿世保元》记载："夫酸者肝木之味也，由火盛制金，不能平木，则肝木自甚，故为酸也。"平冲降逆汤中代赭石平肝潜阳、重镇降逆；麸炒白术健脾益气、燥湿利水，煅龙骨、煅牡蛎平肝潜阳、重镇安神、制酸止痛；生麦芽行气消食、健脾开胃；牛膝滋补肝肾、通经活络；旋覆花降气化痰、降逆止呕；地黄清热凉血、养阴生津；醋龟甲滋阴潜阳，枳实消积导滞，法半夏和胃止呕，白芍、桂枝调和营卫、柔肝止痛；干姜通阳复脉，炙甘草益气健脾、调和诸药。诸药共行健脾和胃、平肝潜阳、降逆止呕之功。

【随证化裁】反酸明显加海螵蛸，胃灼热明显加连翘、黄芩，胸骨疼痛加浙贝母、厚朴。

【点评】嘈杂，是脾虚肝火得以乘聚也。急欲得食，心中烦扰不宁，如酸如辣，如似慌张，由肝火乘于脾胃，土虚不禁木摇，故烦扰不安。火盛则谷易消食已则饥，得食则安，少顷又饥，又复嘈矣，此为火嘈，宜清火。若有痰饮停聚，似饥非饥，欲食而不能多食，脉滑，为痰嘈，宜化痰。若兼吞吐酸水，乃痰饮与火所为，清火去饮兼治。吐酸者，平时津液随上升之气郁积而成。积之日久，湿中生热，故从火化，遂作酸味，病属热。吞酸者，积热于内而成酸水，外为寒邪所束，不能自通而出，在心胃间作酸。噫而吞酸者，胃中有谷物未消，故使噫而吞酸。由此观之，一由于胃寒，一由于胃有宿食，一由胃火冲逆而致者也，亦有因虚火上炎而致者，难以概论也。治法寒者温之，热者凉之，中焦未和者则消导以通之，总以补土平肝。本方参照旋复代赭汤，辅以滋水涵木之药，可治正气虚不归元，为承领上下之妙方也。（点评人：高磊、张榆雪）

18. 胃萎1号方

【组方】

赤芍 20g	麦冬 20g
百合 30g	党参 15g
大枣 15g	法半夏 6g
甘草 10g	乌药 10g
蒲黄 10g	五灵脂 10g

【来源】湖北医药学院附属人民医院　黄骏。

【功效】滋养胃阴，行气止痛。

【主治】胃阴不足，胃络不畅所导致的萎缩性胃炎。

【用法用量】水煎服，日一剂，三餐后温服。

【方解】胃喜润而恶燥，以降为顺。赤芍、麦冬清热养阴，蒲黄、五灵脂、乌药行气止痛，党参、百合生津解渴，大枣、甘草益气培中、甘缓和胃，有养阴润燥，行气止痛功效，本方以甘寒养阴药为主，配伍辛凉清润和甘平培土药品，全方药性平和，清不过寒，润不呆滞，而清养肺胃之功甚宏。

【点评】脾虚、气滞、血瘀是萎缩性胃炎的基本病机，其中，血瘀是最重要的病理因素，是疾病发生发展甚至恶变的关键病理环节，失笑散，不独治妇人心痛血痛，凡男女老幼，一切心腹、胁肋、少腹痛，癥气，并胎前产后，血气作痛，百药不效者俱能奏功。屡用屡验，真近世神方也。本方以失笑散合用诸甘寒滋阴之药，紧扣病机，标本同治。此种病症宜酌加山药，其色白入肺，味甘归脾。入脾、肺二经，补其不足，清其虚热，又药食两用，得土之冲气，禀春之和气，比之金玉君子，无往不易，初用不燥，久用始知滋阴养气之力不俗。（点评人：高磊）

19. 胃萎 2 号方

【组方】

木香 6g　　砂仁 6g
甘草 6g　　党参 15g
白术 15g　　茯苓 15g
蒲黄 10g　　五灵脂 10g

【来源】湖北医药学院附属人民医院　黄骏。

【功效】健脾养胃，化瘀定痛。

【主治】脾虚湿阻，瘀血阻络所导致的萎缩性胃炎。

【用法用量】水煎服，日一剂，三餐后温服。

【方解】方中白术补益中气，脾为中土，喜燥而恶湿，醒脾开胃；茯苓利水渗湿，党参健脾补中，又脾主健运；木香、砂仁疏畅气机，兼以化湿，温中，止痛；蒲黄、五灵脂行气止痛；甘草调和诸药，且益气健中。诸药合用，以温中和胃，行气止痛。

20. 百合公英汤

【组方】

百合 30g　　蒲公英 20g
黄芪 15g　　五灵脂 15g
丹参 15g　　乌药 10g
枳壳 10g　　半夏 10g
甘草 10g

【来源】湖北医药学院附属人民医院　黄骏。

【功效】滋阴清热，通络止痛。

【主治】脾虚湿阻，气滞血瘀所导致的萎缩性胃炎。

【用法用量】水煎服，日一剂，三餐后温服。

【方解】百合、蒲公英养阴清热，为君药；乌药、枳壳行气止痛；五灵脂、丹参活血化瘀；黄芪健脾益气；半夏化痰祛湿，调和诸药，且益气健中。诸药合用，以滋阴清热，通络止痛。

【点评】蒲公英，味苦气平，溃坚肿，消结核，解食毒，散滞气，至贱而有大功，惜世人不知用之。阳明之火每至燎原，用白虎汤以泻火，未免大伤胃气。盖胃中之火盛，由于胃中之土衰也，泻火而土愈寒矣。故用白虎汤以泻胃火，乃一时之权宜，而不恃之为经久也。蒲公英，亦泻胃火之药，但其气甚平，既能泻火，又不损土，长服、久服无碍。百合，味甘气平，入肺、脾、心三经，性能温肺补肺，止虚嗽，健脾胃，安心神。凡脾、肺、心三脏气分虚者，宜食之。二者平和，合有扶弱锄强，祛邪助正，解纷之功。（点评人：高磊、张榆雪）

21. 疏肝健脾汤

【组方】

柴胡 15g	陈皮 15g
人参 30g	黄芪 30g
白芍 10g	枳壳 10g
香附 10g	川芎 10g
茯苓 10g	白术 10g
甘草 10g	

【来源】湖北医药学院附属人民医院　周全。

【功效】疏肝解郁，健脾益气。

【主治】用于肝气郁结，木克脾土，脾失健运所导致的乙肝早期肝硬化。

【用法用量】水煎服，日一剂，三餐后温服。

【方解】乙肝早期肝硬化之肝气郁结证在我国传统医学属“肝积”“积聚”“臌胀”范畴，虚损为其重要病机，以脾气虚损尤为突出。肝郁脾虚，肝失疏泄，脾失健运，致痰湿停留，积久不化，痞塞中焦而成此病。治则以疏肝健脾为主，补脾对治疗肝脏疾病很重要，如《金匮要略·脏腑经络先后病脉证》云：“见肝之病，知肝传脾，当先实脾。”方中柴胡、枳壳、白芍疏肝解郁；重用黄芪、人参、白术、甘草益气健脾；香附、川芎理气活血；陈皮、茯苓化痰祛湿；众药合用具疏肝解郁，健脾益气之功效。

【点评】肺胃积气，在胸膈右肋，肝脾积气，在脐腹左胁，皆中气虚败之病也。补之则愈闷，破之则愈结。盖其本虚，其标实，破之其本更虚，补之其标更实，是以俱不能效。善治者，肺胃之积，泻多而补少，肝脾之积，补多而泻少。半补而半行之，补不至于壅闭，行不至于削伐，正气渐旺，则积聚消磨矣。脾胃为仓廪之官，受纳有坤顺之德，运化有乾健之功，使脾胃强健，则随纳随化，何积之有？初起者，攻积疏利为主，随证加减。久病老弱者，宜参、苓、姜、术以补中。病在下焦，则用归、地、附、桂之属，峻补其下，疏启其中，使气得峻补，则气自上行，而中焦疏通矣，所谓“塞因塞用”也。（点评人：高磊）

22. 武当八宝紫金锭

【组方】

人工牛黄 0.1g	熊胆 0.2g
山慈菇 10g	文蛤粉 6g
黄芩 10g	黄连 3g
熟大黄 6g	炒白芍 10g
槟榔 10g	川木香 6g
麸炒枳实 6g	生甘草 3g

【来源】湖北省十堰市武当山旅游经济特区医院　苏仁强。

【功效】清热息风，解毒散结，和胃导滞，理气止痛，旨在对因治疗，审因论治，培本澄源，邪去正安。

【主治】小儿肠系膜淋巴结炎，多见于 3 ～ 5 岁，反复脐周疼痛、右腹压痛、恶心、呕吐、少数发热，舌苔厚黄腻，大便干，指纹青紫；原方八宝紫金锭，明代道士曾抱一研制，含有 76 味中草药和 14 种矿物药，对治疗小儿麻痹症、癫痫病、老年咳嗽、无名肿毒、各种蛇、蝎、蜈蚣咬伤、高热等都有特效。

【用法用量】按处方药物加水 500mL，煎至 100mL。每日一剂，分早晚 2 次饭后 30min 服用。

【方解】小儿肠系膜淋巴结炎属中医学“小儿腹痛”范畴。腹痛的发生，多因饮食失节，中气受伤，寒邪乘虚入客，阳气不通所致，故腹卒然而痛。本治疗方法中运用了武当道教医药研究成果之武当八宝紫金锭小儿方，以清热息风、解毒散结、和胃导滞、理气止痛立法，方中人工牛黄清心化热，可治热病神昏，并利痰凉惊治瘰疬、小肠痈；熊胆清热镇痉，治小儿一切疳疾，心腹虚胀，并明目杀虫治腹痛；山慈菇能散坚消结，化痰解毒，治痈疽疔肿，瘰疬；文蛤粉清热利湿，化痰软坚，同为君药。黄芩、黄连清热燥湿又可厚肠止痢，熟大黄攻积滞、清湿热，泻火解毒，活血祛瘀，与苦辛微寒之麸炒枳实共同为臣，行气消积，化痰除痞，药理研究证实，枳实能缓解乙酰胆碱或氯化钡所致的小肠痉挛，可使胃肠收缩节律增加，除脘腹之胀满。佐以炒白芍养血柔肝，缓中止痛，槟榔宣滞破坚，定痛和中，治痰癖、癥结，现代药理证明，槟榔有较好抗真菌和抗病毒以及驱虫作用，川木香暖脾胃，畅气机，行气散结，善解中焦气机郁滞而止腹痛，运脾化痰，使痰浊渐消渐化，无由以生，并防痰随气动，变生它证，共为辅助。生甘草和中缓急，解毒，调和诸药，现代药理证明，甘草有较强的抗菌解毒和镇痛作用为佐使，引诸药直达病所。诸药合用，旨在对因治疗，审因论治，共奏培本澄源，邪去正安之功效。

23. 太和散

【组方】

硝石 0.5 两	信州砒霜 0.5 两
腻粉 0.5 两	粉霜 0.5 两
黄丹 1.5 两	枯矾 0.5 两
朱砂 1 两	乳香 1 两
桂府滑石 1 两	

【来源】湖北省十堰市武当山旅游经济特区医院　苏仁强。

【功效】疏肝理气，宽中散结。

【主治】主治脏腑怯弱，内有积滞，脐腹撮痛，下痢脓血，日夜无度，里急后重，肠鸣腹胀，米谷不化，少气困倦，不思饮食，或发寒热，渐至羸瘦。

【用法用量】硝石与信州砒霜一处细研，入磁罐内，用石灰盖口，炭火烧半日，取出，去火毒；信州砒霜、腻粉、粉霜、黄丹、枯矾、乳香（需研），朱砂需研飞。上药研，罗为末，用蒸饼 2 两 4 钱和为圆，如梧桐子大。每服 5 圆，温粟米饮下，未愈，加圆数再服。小儿可服 1 圆至 2 圆，随大小临时增减服之。

【方解】相传本方为宋代道士所创（现玄武派为正宗传人）。硝石具有清热止吐、通便止痛的功效，为方中君药，本药祛除身体内的热毒，缓解由于热毒入侵引发的呕吐、恶心、腹泻等症状，同时还有促进胃肠蠕动的作用。信州砒霜、枯矾可祛痰截疟、燥湿止泻、杀虫；乳香调气活血、化瘀止痛；黄丹、桂府滑石两药清热解毒、利尿通淋；几药合用增加了君药的清热止痛的功效，共奏理气通腑、缓急止痛之效。这里“太和”即指武当山，因武当又名“太和”。

【特别注意】本方中重金属药材及有毒者居多，本方疗效和毒性作用待考证。患者切记必须在专业医生、药师指导下用药。硝石的主要化学成分是硝酸钾（KNO_3）；砒霜的主要成分是三氧化二砷（As_2O_3），唐宋年间信州砒霜最有名，故名信州砒霜；腻粉又名轻粉、水银粉、汞粉，由水银、白矾、食盐合炼而成，属《中国药典》规定的“有毒”中药；粉霜的主要成分是氯化汞（$HgCl_2$）；黄丹的主要成分为四氧化三铅（Pb_3O_4）；枯矾又名煅白矾，主要成分是无水硫酸铝钾 [$KAl(SO_4)_2$]；朱砂的主要成分是硫化汞（HgS），属《中国药典》规定的“有毒”中药。所谓桂府滑石者，《本草纲目》载“山东蓬莱县（现为蓬莱市）桂府村所出者亦佳，故医方有桂府滑石”。

24. 参苓白术散加减方

【组方】

太子参 15g	麸炒白术 12g
茯苓 12g	麸炒薏苡仁 15g
砂仁 10g	麸炒山药 15g
炒扁豆 12g	陈皮 10g
莲子 15g	木香 12g
甘草 5g	车前子 12g
炒泽泻 12g	石榴皮 15g
焦三仙各 15g	灶心土 15g

【来源】湖北省十堰市竹山县中医医院　蔡华。

【功效】益气健脾，利湿止泻，消食化积。

【主治】用于脾胃虚弱，饮食不化，腹痛腹泻，萎靡不振，面色微黄，消瘦纳差，舌淡微黄，苔白，脉虚弱。

【用法用量】上药冷水泡半小时，武火（大火）煎开 5min，再文火（小火）煎 10min，去渣取汁 250mL 温服。本方为小儿用量。

【方解】参苓白术散出自《太平惠民和剂局方》。用于脾胃虚弱，食五谷不化，过食油腻生冷之物，引起的纳差无味，不思饮食，腹痛腹胀，大便溏泻，日数次。方中以参苓白术散为主方，健脾开胃，木香理气止痛，车前子、炒泽泻利水渗湿，分清别浊，助大便之水从小便而出，石榴皮入大肠经，涩肠止泻，再配焦三仙（即焦建曲、焦山楂、焦麦芽）健脾开胃，行气化积。灶心土归脾胃经，其为引药，因脾胃属土，万物土中生，引诸药归脾胃，培土健脾。故而达到腹不痛，泻自止之目的。

【注】炒扁豆：《中国药典》（2020 年版）为炒白扁豆。

【点评】《黄帝内经》曰：“水谷之寒热，感则害人六腑。”又曰：“虚邪之中人也，留而不去，传舍于肠胃。多寒则肠鸣飧泄，多热则泄泻。”陈飞霞曰：“夫泄泻之本，无不由于脾胃。”盖胃为水谷之海，而脾主运化，使脾健胃和，则水谷腐化，而为气血，以行荣卫。若饮食失节，寒温不调，以致脾胃受伤，则水反为湿，谷反为滞，精华之气，不能输化，乃至合污下降，而泄泻作矣，大法温胃补脾为主。灶心土得火土之气而成，味甘、辛兼咸，主中气必损，甘能补中，温能调和血脉也。石榴皮酸涩而温，能涩肠，止泻痢下血。焦三仙消积化滞，健运中土，参苓白术散合诸药，是温补止涩也。（点评人：高磊、

张榆雪）

25. 运脾化浊汤

【组方】

黄芪 5g	人参 5g
白术 5g	甘草 3g
陈皮 6g	升麻 3g
柴胡 3g	生姜 1g
大枣 4g	茯苓 5g
苍术 5g	益智 5g

【来源】湖北省十堰市中西医结合医院　陈立兵。

【功效】温肾除热，健脾化浊。

【主治】治疗急性小儿乳糖不耐受所致的纳呆、消瘦、腹胀、腹泻等，证属湿热困脾者。

【用法用量】水煎服，每日一剂，每次 10 ～ 20mL，一日 3 次。连服一周。

【方解】人参、黄芪、白术、茯苓、生姜、大枣、甘草固元健脾，苍术运脾燥湿，升麻、柴胡除热升提，益智温肾止泻；全方寓补中益气汤、二陈汤和缩泉丸于一身，共奏温肾除热、健脾止泻之功。

【点评】凡小儿饮食伤脾之证，非可一例而论。有寒伤、有热伤；有暂病、有久病；有虚证、有实证。时医遇此，无论有余不足，鲜有不用开胃消导之剂者，是不知虚证也。盖脾胃原有运化之功用，今既不能化食，则运用之职已失其权，而尚可专意克削，以益其困乎！冯楚瞻曰："凡小儿伤食，皆由胃气怯弱，故凡欲治病，必先藉胃气以为行药之主，以补胃健脾之药，先为速治。"（点评人：高磊）

26. 滋阴通便汤

【组方】

白术 60g	火麻仁 30g
党参 15g	当归 15g
地黄 20g	山茱萸 15g
麦冬 15g	南沙参 20g
黄芩 6g	大黄 6g
炙甘草 6g	

【来源】湖北医药学院附属人民医院　陈峰。

【功效】滋阴润肠，健脾清热。

【主治】阴虚肠燥，大便干结。症见大便干燥艰涩，或呈羊屎状，咽干少津，形体消瘦，头晕耳鸣，心烦少眠，潮热盗汗，腰膝酸软，舌红少苔，脉细数。

【用法用量】水煎服，日一剂，三餐后温服。

【方解】本方以白术、火麻仁为君药，白术可健脾益气，燥湿利水，重用白术取其健脾通便之功效。火麻仁具有润肠通便之功效，用于血虚津亏，肠燥便秘，二者为君药共奏健脾润肠通便之效；党参健脾益肺、养血生津，当归补血活血、润肠通便，可补益脾肺津血之亏虚，地黄、山茱萸具有补肾精，清虚热之功效，上述诸药健脾养血、滋阴清热，共为臣药。麦冬、南沙参养阴润肺、益胃生津，二药皆能养阴润肺，可增强肺脏通调水道之功，改善水液输布能力，有助于改善肠燥津枯证。黄芩、大黄清热泻火，少量使用可清泻肠道积热，又不损伤脾胃，增强通泻功效，诸药共为佐药，炙甘草调和药性，健脾和中，在方中为使药。本方以滋阴养血为主，清泻湿热为辅，共奏润肠泻热之效。

【随证化裁】腹胀、气滞明显者，加木香 9g，川楝子 9g；食欲减退者，加用炒莱菔子 10g，炒鸡内金 15g，焦三仙各 20g；口臭、口中异味者，加用薄荷 15g，藿香 15g，佩兰 15g。

27. 三香和胃汤

【组方】

黄芩 15g	藿香 15g（后下）
木香 10g（后下）	沉香 8g（后下）
佛手 10g（后下）	建曲 20g
法半夏 12g	炒白术 15g
厚朴 15g	炙甘草 12g

【来源】湖北省竹山县中医医院　杜香林。

【功效】行气化湿，和胃止痛。

【主治】用于脾胃湿热阻遏中焦引起气机不畅的脘痞、胃脘痛，症见脘腹胀满、食欲不振、恶心、嗳气、吞酸、大便不畅、舌红苔黄腻等。

【用法用量】一剂加水 500mL，浸泡 30min，武火煎 45min，加入后下药物，煎煮 15min，取汁，再加水 400mL 煎煮 30min，取汁，两次药汁合并，每次温服 150mL，餐前半小时服用。

【方解】方中黄芩为君药，清热燥湿；藿香、沉香、木香、厚朴化湿行气，佛手疏肝理气兼能止痛而为臣药。法半夏、炒白术燥湿化痰、消痞散结辅佐；炙甘草益气补中，调和诸药。

【随证化裁】食欲不振、恶心呕吐者可加砂仁、豆蔻、生姜，吞酸、胃灼痛可加煅瓦楞子，病程日久，脾胃气虚者可加炒党参、茯苓、大枣。

【特别注意】本方需在专业医师的辨证指导下使用。

三、心系方药

1. 安寐方

【组方】

茯神 15g	法半夏 12g
肉桂 3g	黄连 10g
地黄 30g	酸枣仁 30g
莪术 15g	合欢皮 20g
炙甘草 10g	夜交藤 30g

【来源】湖北医药学院附属人民医院　施斌。

【功效】交通心肾，宁心安神。

【主治】心肾不交型不寐。症见心悸怔忡，失眠，心烦易怒，五心烦热，口干燥，入睡困难或易醒，舌质红，苔薄黄或黄腻，脉弦或滑。

【用法用量】水煎服，日一剂，三餐后温服。

【方解】中医学理论认为，心与肾的相互协调作用与睡眠密切相关。肾水上承心火，令心火不亢；心火下济肾水，使肾水不寒。水火既济，阴平阳秘，心神安宁，夜寐自安。如果肾阴不足，心火无制，或心火虚衰，肾水失煦，水火不济，则阴不潜阳，入夜无寐。方中用黄连、肉桂乃是交泰丸组方，黄连苦寒降心火，肉桂辛热温肾水，寒热并用，力求水火既济，交通心肾。地黄滋补肝阴，防止肝阳扰神；心主神明，心窍易被痰瘀蒙蔽，致心阳不潜则夜寐不安，故用法半夏开胸散结、化痰通络，莪术活血行气，二药合用，祛痰瘀开心窍，利心神而助眠；酸枣仁、合欢皮、茯神、夜交藤均有安神助眠之用，加强本方疗效，炙甘草既可补心，又可调和诸药，全方共奏交通心肾、宁心安神之效。

【注】夜交藤：《中国药典》（2020 年版）为首乌藤。

【点评】人有昼夜不能寐，心甚躁烦，此心肾不交也。盖日不能寐者，乃肾不交于心；夜不能寐者，乃心不交于肾也。今夜不寐，乃心肾两不相交耳。夫心肾之所以不交者，心过于热，而肾过于寒也。心原属火，过于热则火炎于上，而不能下交于肾；肾原属水，过于寒则水沉于下，而不能上交于心矣。然则治法，使心之热者不热，肾之寒者不寒，两相引而自两相合也，如方中用肉桂于黄连之中，黄连清心，肉桂引火，则炎者不炎，而伏者不伏，肾内之精自上通于心宫，心内之液自下通于肾脏，以火济水，而龙雷交接于顷刻则安眠。（点评人：高磊、张榆雪）

2. 芪川牵正汤

【组方】

黄芪 60 ～ 100g	川芎 12g
赤芍 15g	桃仁 12g
白附子 10g	红花 10g
当归 15g	僵蚕 15g
天麻 15g	全蝎 12g
白芷 10g	甘草 10g

【来源】湖北医药学院附属人民医院　徐凤玉。

【功效】补气活血，祛风止痉。

【主治】口角㖞斜、流涎，目不能闭，或面肌抽动，舌质淡红，苔薄白，脉弦细。

【用法用量】水煎服，日一剂，三餐后温服。

【方解】头面为诸阳之会，方中重用黄芪补气升阳，行滞通痹，川芎走表入里，行气活血，二者共为君药；白附子辛温燥烈，入阳明经而走头面，尤善散头面之风，全蝎、天麻、僵蚕祛风止痉，共为臣药；“血行风自灭”，赤芍、桃仁、红花活血化瘀，共为佐药；白芷引药上行，甘草调和诸药，共为使药。

【随证化裁】若兼乳突疼痛，可加二花、连翘、板蓝根；若兼夜寐不安，可加合欢皮、首乌藤；若兼便秘，可加玄参、酒大黄。

【点评】面瘫者，大抵荣卫正虚，不知避忌，忽遇节令气交，而八方不正之气，视诸经筋脉之虚而中之。《神农本草经》谓黄芪主大风者，以其与发表药同用，能祛外风，与养阴清热药同用，更能熄内风也。川芎入手少阳经、手足厥阴经，止本经头痛，血虚头痛之不可遗，散肝经诸风，头面游风之不可缺，中风入脑头痛，一切正偏俱效，上行头目，下行血海，通肝经血中之气药也。二者合面瘫专方牵正散，疗内生之风，入经而正口眼也。（点评人：高磊）

3. 通络益气方

【组方】

黄芪 30g	党参 30g
鸡血藤 30g	桑寄生 30g
威灵仙 10g	豨莶草 12g

当归 9g	白术 15g
地龙 9g	僵蚕 9g
熟地黄 15g	白芍 12g
赤芍 12g	全蝎 3g
白附子 2g	甘草 10g

【来源】湖北医药学院附属人民医院　田书芳。

【功效】补气养血，宣通经络。

【主治】中风（中经络）虚证，西医多为脑梗死后遗症期，症见半身不遂、四肢麻木，脉象弦软无力或濡滑。

【用法用量】水煎，日一剂，分 3 次温服。

【方解】《灵枢·刺节真邪》有云“虚邪偏客于身半，其入深，内居荣卫，荣卫稍衰，则真气去，邪气留，发为偏枯”，李东垣《医学发明·中风有三》认为“正气自虚”，故本方君药黄芪、党参、白术以补益正气、益气通络；久病则病从经络入脏腑，臣药桑寄生、熟地黄、白芍补益肝肾；“气虚则血瘀”，方用当归、鸡血藤、豨莶草活血通络；《金匮要略》云：“夫风之为病，当半身不遂……邪在于络，肌肤不仁。”方用全蝎、地龙入络搜风；佐药白附子温阳化气，甘草调和药性。

【随证化裁】痰阻肺络，痰湿内阻，加石菖蒲 10g、法半夏 12g、陈皮 15g；便秘，加火麻仁 30g、肉苁蓉 30g、酒大黄 10g；阴虚内热，加知母 12g、龟板 6g、黄柏 3g。

【点评】夫肝主筋，肾主骨，肝藏血，肾藏精。精血亏损，不能滋养百骸，故筋有缓急之病，骨有痿弱之病，总由精血败伤而然。即如树木之衰，一枝津液不到，即一枝枯槁，人之偏废亦犹是也。《黄帝内经》曰：“足受血而能步，掌受血而能握。”今其偏废如此，岂非血气衰败之故乎？临川陈先生曰：“医风先医血，血行风自灭。”盖谓肝邪之见，本由肝血之虚，肝血虚则燥气乘之，而木从金化，风必随之，故治此者，当养血以除燥，若单用风药，则风能胜湿，血必愈燥，大非宜也。本方养血祛风并用，则真阴复而假风自散矣。（点评人：高磊）

4. 加味补阳还五汤

【组方】

黄芪 60g	地龙 10g
当归 15g	川芎 15g
赤芍 15g	桃仁 15g
红花 15g	胆南星 15g

水蛭 10g　　　　半边莲 10g

【来源】湖北医药学院附属人民医院　黄骏。

【功效】益气活血，逐瘀通络，化痰软坚。

【主治】风、痰、瘀、火、毒邪相互搏结于脑，瘀而成形所导致的脑膜瘤。

【用法用量】水煎服，日一剂，三餐后温服。

【方解】本方由补阳还五汤加减化裁而来，方中重用黄芪，为君药，大补脾胃之元气，使气旺血行，瘀去络通；当归长于活血，兼能养血，因而有化瘀而不伤血之妙；胆南星、半边莲化痰软坚为臣药。赤芍、川芎、桃仁、红花助当归活血祛瘀；地龙、水蛭通经活络为佐药。本方大量补气药与少量活血药相配，气旺则血行，活血而又不伤正，共奏补气祛痰，活血通络之功。

【随证化裁】若见头痛眩晕，呕恶欲吐，颈强肢麻，口眼㖞斜，语塞便结，舌红苔黄，脉弦数等肝风偏亢证，加天麻、钩藤等平肝熄风之品。若见头昏沉、泛吐痰涎，语言晦涩，肢体酸软，半身不遂，舌紫苔腻，脉弦滑等痰浊壅盛证，加佩兰、姜半夏、僵蚕等健脾涤痰之品。

【点评】全国著名中医肿瘤专家钱伯文教授认为，脑膜瘤属中医学头痛、眩晕等范畴，病变部位在脑。术后脑膜瘤是在既损的状态下，复遭手术、放疗、化疗创伤，致真元更耗，虚象愈加突出。可见精气血虚损，尤其是气虚，以及风、痰、瘀、火、毒邪相互搏结于脑，瘀而成形使经络气机阻滞不通，是本病形成的两大主要因素。补阳还五汤常用于治疗中风后遗症，将其运用于脑膜瘤是创新，“脑为髓海”，脑主要依靠精血的充养，髓海充盈则邪不可干，髓海空虚则诸邪乘虚而入，凝聚其间。本方重用黄芪，与活血药相配伍，使气旺血行以治本，祛瘀通络以治标，标本兼顾，且补气不壅滞，活血又不伤正。药物可考虑加入半夏、南星、昆布、海藻、牡蛎、象贝、僵蚕、石菖蒲、远志等，配合行气活血的三棱、丹参、当归等，以化痰开郁、消肿软坚、滋补肝肾、活血化瘀。李可认为白芥子辛温，为消痰核主药之一，可去皮里膜外、胁下、筋间凝聚之痰，消散一切阴凝痰核，如阴疽漫肿、皮下脂肪瘤、风湿结节、甲状腺瘤、淋巴结肿等，可供参考。（点评人：高磊、张榆雪）

5. 丹参饮

【组方】

丹参 50 ～ 100g　　　　檀香 12g
木香 6g　　　　三七 10g
冰片 0.5g　　　　桃仁 12g
红花 10g　　　　郁金 15g

枳实 15g　　　　　甘草 6g

【来源】湖北医药学院附属人民医院　徐凤玉。

【功效】清心活血，行气宽胸。

【主治】胸痛或憋闷如窒，口干不欲饮，心烦气躁，舌质暗红，苔白腻有瘀点，脉细涩。

【用法用量】水煎服，日一剂，三餐后温服。

【方解】方中丹参入心经，清心除烦，凉血活血为君药；郁金走气分行血分，合檀香、木香行气止痛，枳实宽胸下气，共为臣药；桃仁、红花、三七助君药活血化瘀，冰片芳香开窍，共为佐药；甘草缓急，调和诸药为使药。

【随证化裁】若兼气虚乏力，可加黄芪、太子参；若兼纳差，可加白术、茯苓；若兼便秘，可加厚朴、当归、火麻仁。

6. 越鞠丸加茜草汤

【组方】

苍术 15g　　　香附 15g

川芎 15g　　　神曲 15g

栀子 15g　　　茜草 15g

【来源】湖北医药学院附属人民医院　黄骏。

【功效】行气解郁，活血消滞。

【主治】肝郁气滞，气血运行不畅之胸痹。

【用法用量】水煎服，日一剂，三餐后温服。

【方解】方中香附疏肝解郁，以治气郁，为君药。川芎辛香，为血中气药，既可活血祛瘀，以治血郁，又可助香附行气解郁之功，为臣药。茜草、栀子清热泻火，以治火郁；苍术燥湿运脾，以治湿郁；神曲消食导滞，以治食郁。三药共为佐药，诸药合用共起行气解郁，活血消滞的功效。

【随证化裁】满闷较甚，呃声与嗳气频作，偏气滞者加木香、厚朴、枳壳，并加重香附用量，以强行气消满之力。见口干便秘，心胸烦热，舌红苔黄，脉数或结代，偏大热郁滞者，加黄连、瓜蒌仁以清火热，宽胸膈。见口黏欲饮，下肢沉重，大便溏，偏湿郁者，加薏苡仁、茯苓、泽泻以利湿浊，散郁结。见嗳气厌食，胸膈饱闷，苔厚腻，偏食者，加莱菔子、炒麦芽、山楂以消食积、宽胸膈。

【点评】夫人以气为本，气和则上下不失其度，运行不停其机，病从何生？若饮食不节，寒温不适，喜怒无常，忧思无度，使冲和之气升降失常，以致胃郁不思饮食，脾郁不消水谷，气郁胸腹胀满，血郁胸膈刺痛，湿郁痰饮，火郁为热，以及呕吐恶心，吞酸吐酸，嘈杂嗳气，百病丛生。故用香附以开气郁，苍术以除湿郁，川芎以行血郁，栀子以清火郁，神曲以消食郁，五药相须，共收五郁之效，合茜草行血通瘀，此方为朱震亨治郁之法而变通者也。（点评人：高磊、张榆雪）

7. 蠲痹汤加细辛汤

【组方】

附子 15g	当归 15g
黄芪 15g	炙甘草 15g
桂枝 15g	羌活 15g
防风 15g	细辛 3g

【来源】湖北医药学院附属人民医院　黄骏。

【功效】温经散寒，通阳复脉。

【主治】风寒湿三气合而成胸痹者，症见胸背窒息性痛，畏寒气短，发作常与受寒有关。

【用法用量】水煎服，日一剂，三餐后温服。

【方解】附子、桂枝、细辛温阳散寒；防风、羌活除湿而散寒；黄芪、炙甘草补气而实卫，气通则血活，血活则风散；当归活血而和营，诸药合用共起温经散寒，通阳复脉的功效。

【随证化裁】如自汗、动则更甚，易感冒者，加白术、白芍以固表敛汗。

【点评】胸痹因胸中阳虚不运，久而成痹，内经未曾详言，唯金匮立方，俱用辛滑温通，所云寸口脉沉而迟，阳微阴弦。是知但有寒证，而无热证矣。蠲痹汤为治痹祖方，此中黄芪实卫，防风祛风，桂枝和营，羌活散寒，当归通脉络之痹，附子通经隧之痹，甘草和药性，其义从营虚则不仁、卫虚则不用立法。细辛性温又能驱逐寒气，疏散上下之风邪，本方合诸药，能无微不入、无处不到也。（点评人：高磊、张榆雪）

8. 二陈汤合枳实薤白桂枝汤

【组方】

陈皮 15g	茯苓 15g
半夏 15g	枳实 15g
厚朴 15g	薤白 15g
桂枝 15g	瓜蒌 15g

【来源】湖北医药学院附属人民医院　黄骏。

【功效】化痰降浊，通阳复脉。

【主治】痰湿中阻之胸痹者，症见心胸阵痛、堵塞不畅（间胀性痛），喘息痰多，常因饮食过饱、感冒而诱发。

【用法用量】水煎服，日一剂，三餐后温服。

【方解】本方证因胸阳不振，痰浊中阻，气结于胸所致。胸阳不振，津液不布，聚而成痰，痰为阴邪，易阻气机，结于胸中，则胸满而痛，甚或胸痛彻背；痰浊阻滞，肺失宣降，故见咳唾喘息、短气；胸阳不振则阴寒之气上逆，故有气从胁下冲逆，上攻心胸之候。治当通阳散结，祛痰下气。方中瓜蒌味甘性寒入肺，涤痰散结，开胸通痹；薤白辛温，通阳散结，化痰散寒，能散胸中凝滞之阴寒、化上焦结聚之痰浊、宣胸中阳气以宽胸，乃治疗胸痹之要药，共为君药。枳实、陈皮下气破结，消痞除满；半夏、厚朴、茯苓燥湿化痰，下气除满，共助君药宽胸散结、下气除满、通阳化痰之效，均为臣药。佐以桂枝通阳散寒，降逆平冲。诸药配伍，使胸阳振，痰浊降，阴寒消，气机畅，则胸痹可除。

【随证化裁】若痰黏不利，口干苔黄，减桂枝，加黄连、郁金、麦冬。若痰浊、苔黄，减桂枝、半夏，加浙贝母、地黄、天花粉。

【点评】阳受气于胸中以布气息，今阴乘阳位，阻其阳气呼吸往来之道，则聚饮停痰，彻心愦乱矣，痰垢积满，循脉而溢于背，则胸痹心痛矣。药之辛温而滑泽者，唯薤白为然，最能通胸中之阳，故仲圣治胸痹用薤白，本方以二陈汤合薤白，取《金匮要略》瓜蒌薤白半夏汤之精妙也。（点评人：高磊）

9. 丹泽血府逐瘀汤

【组方】

当归 15g	桃仁 15g
红花 15g	川芎 15g
赤芍 15g	柴胡 15g
桔梗 15g	枳壳 15g
牛膝 15g	甘草 15g
丹参 15g	泽兰 15g
地黄 20g	

【来源】湖北医药学院附属人民医院　黄骏。

【功效】活血化瘀通脉。

【主治】气滞血瘀之胸痹者，症见心胸刺痛明显，固定不移（压榨性痛），昼轻夜重，心悸唇绀。

【用法用量】水煎服，日一剂，三餐后温服。

【方解】本方主治诸症皆为瘀血内阻胸部，气机郁滞所致，即王清任所称“胸中血府血瘀”证。治宜活血化瘀，兼以行气止痛。方中桃仁破血行滞而润燥，红花活血祛瘀以止痛，共为君药。赤芍、川芎、丹参助君药活血祛瘀；牛膝活血通经，祛瘀止痛，引血下行，共为臣药。地黄、当归、泽兰养血益阴，清热活血；桔梗、枳壳，一升一降，宽胸行气；柴胡疏肝解郁，升达清阳，与桔梗、枳壳同用，尤善理气行滞，使气行则血行，以上均为佐药。桔梗并能载药上行，兼有使药之用；甘草调和诸药，亦为使药。合而用之，使血活瘀化气行，则诸症可愈，为治胸中血瘀证之良方。

【随证化裁】痛甚者加延胡索、制乳香。

【注】生地、生地黄：《中国药典》（2020年版）为地黄。

10. 葛根槐茺汤

【组方】

葛根 30g　　槐米 15g
茺蔚子 15g

【来源】湖北医药学院附属人民医院　黄骏。

【功效】升清降浊，通调气机，平衡阴阳。

【主治】肝气失调，气机升降失常所导致的高血压病。

【用法用量】每日用此方一剂煎汤 500mL，早、晚各服 250mL，或泡水当茶饮，连服 1 个月为 1 个疗程。

【方解】本病多因恼怒所伤，气郁化火，火热耗伤肝肾之阴致使肝阳偏亢，故治疗以清肝泻火为主，方中葛根清泻肝火、槐米凉血清肝、茺蔚子清肝泄热，三药合用共凑清泻肝火之功效。

【随证化裁】兼胸闷烦躁（常见于左心室肥厚），加丹参 30g、何首乌 30g；兼心悸失眠、筋惕肉瞤（常见于心肌劳损），加黄芪 30g、酸枣仁 15g；兼眼胀耳鸣、肢体麻木（常见于眼底动脉硬化），加山楂 30g、地龙 10g；兼腰酸腿软或夜尿增多（常见于尿蛋白持续阳性），加山茱萸 10g、肉苁蓉 15g；兼行动气急，小便赤涩（常见于尿细胞持续阳性），加旱莲草 20g、熟地黄 20g。

为长期服用方便，可加剂量，制成蜜丸，每日早、中、晚各 10g。

【点评】本方以药食同源之葛根为君，以槐米、茺蔚子清肝降火为臣，三者已被药理学证明均有降压作用，属于现代药理和古代药理相互指导，相辅相成的代表，此方做糊久服应有良验。（点评人：高磊）

11. 冠心舒方

【组方】

瓜蒌 15g　　薤白 12g
半夏 12g　　三七 6g
当归 15g　　水蛭 15g
川芎 15g　　姜黄 10g
茯苓 15g　　佛手 15g

葛根 20g　　决明子 12g
玄参 15g　　麦冬 15g
地黄 10g　　远志 15g
酸枣仁 20g　　焦三仙各 10g

【来源】湖北省十堰市中医医院　黄斌。

【功效】化痰祛瘀，通络止痛。

【主治】用于痰浊、瘀血或痰瘀互阻所致的冠心病、心绞痛及慢性冠脉综合征。症多见胸痛、胸闷、心悸、眩晕、痰多、易疲乏、肥胖，舌质暗，苔薄或腻，脉弦或弦滑。

【用法用量】制水泛丸，每次 6g，每日 3 次，温水送服。

【方解】冠心病和心绞痛，古人称之为胸痹心痛。《金匮要略》即载："胸痹不得卧，心痛彻背者，瓜蒌薤白半夏汤主之。"瓜蒌、薤白、半夏为化痰、散结、宽胸之品，故在古代，医圣张仲景即总结出痰浊阻滞致冠心病这一机制。至明清时期，医家总结出瘀血阻滞致冠心病，并拟血府逐瘀汤。笔者在临诊中发现，冠心病的发病多是痰浊、瘀血多种致病因素相互夹杂为病，认为"血脉通则精气行，痰浊化则心胸宽"，故拟冠心舒方，屡获疗效。冠心病方中瓜蒌、薤白、半夏宣胸中阳气以宽胸、化胸中结聚之痰浊；三七、姜黄、水蛭、川芎、当归共奏活血化瘀、通络止痛之效；茯苓、佛手、决明子一方面淡渗利湿、理气和中，另一方面通利二便，使痰浊之邪排出体外；佐用葛根以防活血太过而伤阴。诸药配伍，使瘀血得通、痰浊得化、血脉通畅，达到"通则不痛"的功效。

12. 清心安神汤

【组方】

熟地黄 20g　　酸枣仁 30g
茯苓 15g　　山茱萸 20g
牡丹皮 10g　　泽泻 15g
远志 10g　　五味子 20g
合欢皮 10g　　百合 15g
炙甘草 10g

【来源】湖北医药学院附属人民医院　陈峰。

【功效】滋阴清热，宁心安神。

【主治】因阴虚火旺所导致的心烦、失眠诸症。症见心烦不寐，心悸不安，头晕耳鸣，健忘，腰酸梦遗，五心烦热，口干少津，舌红苔少，脉细数。

【用法用量】水煎服，日一剂，三餐后温服。

【方解】本方以熟地黄、酸枣仁为君药，熟地黄滋阴补血，清虚热而养肝肾，酸枣仁补肝、宁心，有除虚烦、安心神之功效，重用二者共为君药，取其滋阴清热，宁心安神之功。茯苓健脾宁心，远志安神益智，五味子补肾宁心，合欢皮解郁安神，百合清心安神，共为佐药，加强君药宁心安神之功效；牡丹皮、泽泻清热凉血，山茱萸补益肝肾，可起清热以解热扰心神之效，共为佐药，炙甘草补益脾胃，调和诸药，在方中为使药。

【随证化裁】神疲乏力、食少纳差者，加用太子参15g，焦三仙各20g；惊悸、多梦、易醒者，加煅龙骨20g，煅牡蛎20g，磁石20g；焦躁不安者，加柴胡15g，焦栀子10g。

【点评】夫人之神，寤则栖心，寐则归肾，故寐者，心神栖归于肾舍也，心虚则神不能归舍于肾，故不能成寐，然肾虚，则不能藏纳心神于舍，故寐而不能沉，并不能久，治法不离补肾宁心。熟地大补血衰，倍滋肾水，生血益精，填骨髓，宜真阴，专补肾中元气，真阴之气非此不生，虚火之焰非此不降，为护命之神品，延龄之妙味也。世人以其腻滞，弃而不用，亦未知其功效耳。酸枣仁自当为心、肝、脾三经之药。心得之则神安，肝得之则魂藏，脾得之则思靖，其治不得眠，或问酸枣仁只能益心，何以补肾之药，古人往往用之乎？盖心肾原不可两治也。因世人贪色者多，仲景夫子所以只立六味、八味，以补肾中之水火。然而肾火原通于胞络，而肾水原通于心，补心未尝不能益肾，古人所以用枣仁以安心，即安肾也。而治心肾不交，犹未足以成寐，以远志配枣仁，为一降一升之法，可促心肾交通。（点评人：高磊、张榆雪）

13. 神龙强心1号方

【组方】

黄芪 30g	附片 15g
干姜 15g	桂枝 18g
猪苓 15g	茯苓 30g
泽泻 15g	白术 15g
益母草 20g	红景天 15g
丹参 20g	赤芍 15g
川芎 15g	葶苈子 15g
大枣 15g	

【来源】湖北省十堰市中医医院　张滨。

【功效】益气温阳，化瘀利水。

【主治】各种心脏疾病引起的阳气亏虚、血瘀水停型心力衰竭。症见心悸、胸闷、喘气、肢体水肿、小便减少，或伴见头晕、乏力、咳嗽、不能平卧休息、腹胀、口干、面色发黑（黄）、颜面水肿、饮食减少、大便稀；舌质暗淡或淡胖，苔薄白或滑或白腻，脉沉细或弱。

【用法用量】日一剂，水煎 450mL，分 3 次温服。

【方解】方中黄芪味甘、微温，可补气升阳、利水消肿；附子辛、甘、热，可上助心阳、中温脾阳、下补肾阳，《古今名医方论》云："附子辛温大热，必用为佐者何君？盖水之所制者脾，水之所行者肾也，肾为胃关，聚水而从其类。倘肾中无阳，则脾之枢机虽运，而肾之关门不开，水虽欲行，孰为之主？故脾家得附子，则火能生土，水有所归矣；肾中得附子，则坎阳鼓动，而水有所摄矣。"附子与辛热干姜同用可加强补火助阳、温中散寒之效，二药共补脾肾之阳；黄芪、附子、干姜三药共为君药，以益气温阳。猪苓、茯苓、泽泻、桂枝、白术为五苓散组成，利小便以消水肿。本方重用茯苓、桂枝，治疗水气上泛导致的心悸；丹参、川芎、赤芍活血化瘀；益母草活血化瘀兼利水消肿。以上八药共为臣药以利水消肿、活血化瘀。葶苈子泻肺平喘、利水消肿，用于水肿、悬饮、胸腹积水、小便不利等，心力衰竭尤其是 3 ～ 4 级心衰患者或多或少伴有不同程度的胸腹水，伍以葶苈大枣汤可通调水道、利水消肿，有利于改善心衰症状；红景天可益气活血、通脉平喘，三药共为佐药以平喘利尿。以上诸药合用，共奏益气温阳、活血化瘀、利水消肿之功效。

【随证化裁】若兼口干、口苦，可加柴胡、黄芩；若兼咳黄痰，可加桔梗、黄芩、法半夏、连翘；若兼咳较多白稀痰，可加细辛、法半夏、五味子；若兼鼻塞、流涕，可加辛夷、苍耳子；若兼腰酸痛，可加杜仲、续断；若兼皮肤甲错、粗糙，可加牡丹皮、桃仁。

【注】附片：《中国药典》（2020 年版）为附子。

四、肝系方药

1. 孙真人大续命汤

【组方】

麻黄 8 两	石膏 4 两
桂心 2 两	干姜 2 两
川芎 2 两	当归 1 两
黄芩 1 两	杏仁 30 枚
竹沥 1 升	

【来源】方药来源于明代《正统道藏》卷二十五第九。此处方名、组成、主治、用法引自尚儒彪著《道教医药巽卦除风秘方》，原文刊于《武当》2004 年 7 期 58 页。

【功效】原著未述。

【主治】肝历风，卒然音哑，通治五脏偏枯、贼风方也。

【用法用量】上九味咀嚼令碎，诸药以水 1 斗 2 升，煮取 4 升去渣，又下竹沥煮数沸，分四服。能言未瘥者，后服续命汤无竹沥，今增入竹沥，其效如神。

【方解】考证《续命汤》出自《金匮要略》，药物组成与此方部分药物相同。本文原方可能源自《备急千金要方》（孙真人即孙思邈，宋徽宗敕封孙思邈为“妙应真人”，被后世尊称为“药王”），此处用竹沥代替原方的荆沥。大续命汤是主治大风经脏、奄然不能言等急症，故有续命之说。麻黄、桂心、干姜、川芎、当归温通经脉，畅达四肢百骸，通则百病除，诸症消；石膏、黄芩可佐制全方的热性，防止辛温热窜而伤络，亦可清体内热邪；百病多由痰作祟，杏仁、竹沥可以荡涤痰邪，疏利肺系。全方以疏、通、利、清为主，故用在刻下之证，而非久服之品。从本方可以看出道家在救治急症方面也有一定的经验积累。（湖北医药学院附属人民医院　时文远）

【点评】按历代相传治中风之方，皆以续命汤为主。考其所自，则始于《金匮要略》附方中有《古今录验》续命汤，然此必宋时校正之所增，而非仲景本方也。此自隋唐以来，则孙氏品《千金方》乃有小续命、大续命、排风等汤，故后世宗之，并以此为中风主治矣。陈修园在《医学三字经 · 中风第二》中对续命汤的理解深刻而简要："人百病，首中风，骤然得，八方通，闭与脱，大不同，开邪闭，续命雄。"在准确辨证的基础上，医者可灵活使用续命汤方，拓展中风病治疗的思路和方法，从而达到最佳治疗效果。（点评人：高磊、张榆雪）

2. 孙真人排风方

【组方】

白鲜皮 1 两	白术 1 两
芍药 1 两	桂心 1 两
川芎 1 两	当归 1 两
杏仁 1 两	防风 1 两
甘草 1 两	

【来源】方药来源于《正统道藏》卷二十五第十三。此处方名、组成、主治、用法引自尚儒彪著《道教医药巽卦除风秘方》，原文刊于《武当》2004 年 7 期 58 页。

【功效】原著未述。

【主治】男子妇人风虚湿冷、邪气入脏、狂言妄语、精神错乱，其肝风发则面青，心闷乱吐逆呕沫，胁满头眩重，耳不闻人声，偏枯筋急，曲拳而卧，其心风发，则面赤翕然，而热悲，伤嗔怒，张目呼唤，其脾风发，则面黄，体不仁，不能行步，饮食失味，梦寐倒错，与亡人相随，共肺风发，则面白，咳逆脓血，上气奄然而极，其肾风发，则面黑，手足不遂，腰痛难以俛仰，痹冷骨痛，诸有此候，令人心惊，意志不定，恍惚变忘，服此方，能安心定志，聪耳明目，通脏腑，诸风皆主之。

【用法用量】诸药以水 1 斗，合煮取 4 升，强人分四服，羸人分六服。

【方解】此方较《备急千金要方》排风汤中少独活、麻黄、茯苓、生姜四味，主治则类同。排风汤加入原四味药物则更符合临床治疗需要。此处与《备急千金要方》所述主治文字及断句差异可能与参考版本不同有关。因武当山道观多在山上，冬季气温低于平原地区，风霜雨雪均较常见，道士们在山上隐居修行，难免伤于风寒湿冷。本方中白鲜皮、防风、白术合用祛风胜湿，除痛止痹，可除经络肌肉之风邪；桂心补命门之火，温中散寒止痛，除脏腑之风寒；川芎、当归活血行气通脉，畅通痹阻；杏仁可调肺气，肺气调则宗气旺，百脉得充，脏腑易趋康复，诸症自消；芍药、甘草柔筋止痛，消肢体不仁。诸药合用，荡涤风邪贼患，除痹通脉，安脏养筋，不仅有排风之效，尚有复本之功。本方缓可治病，急可救命。（湖北医药学院附属人民医院　时文远）

【点评】《黄帝内经》云："风为百病之长。"风之性本寒，即巽卦之初交属阴是也。又谓贼风数至，虚邪朝夕，内至五脏骨髓，外伤空窍肌肤。治风当先理气，不可专服风药，攻之愈急，则风势愈甚，务调荣卫通畅，则风可不治自愈矣。《严氏济生方》有赞排风汤“大理荣血，摧抑肝邪”，本方用排风汤加减，诸风可主之。（点评人：高磊）

3. 世传防眩汤加吴茱萸汤加减方

【组方】

天麻 20g	当归 20g
熟地黄 15g	赤芍 20g
白芍 20g	川芎 10g
党参 10g	白术 20g
法半夏 10g	吴茱萸 10g
山茱萸 20g	大枣 10g
钩藤 10g	菊花 15g
砂仁 15g	生姜 15g
甘草 10g	紫苏叶 10g
竹茹 10g	

【来源】湖北省竹山县中医医院　刘自忠。

【功效】平抑肝阳，息风祛风通络，补益肝肾定眩。

【主治】肝风内动，肝阳上亢；面色萎黄，脾肺气虚，食少倦怠，气血不足，苔白或有瘀斑，脉涩或弦滑，贫血所致眩晕者最佳。

【方解】本方主治突发性眩晕，并伴有恶心、呕吐，听力减退，发病突然，眩晕剧烈，视物旋转，严重时站立不稳。此方以天麻、当归、党参为君药，天麻平抑肝阳，当归补血活血，党参健脾益肺，养血生津；熟地黄、白芍、白术等为臣药，熟地黄补血，滋补阴液，白芍补血养肝，抑制肝阳，白术健脾益气，燥湿利水，止汗，可为佐药治疗脾阳不足。法半夏、吴茱萸等为佐药，吴茱萸温中理气燥湿，法半夏可燥湿，能很好治疗脾虚引起的积食；其他均为使药。生姜能解表散寒，温中止呕，大枣补中益气，养血安神。此方加减可标本兼治，临床上取得了较好的疗效。

【点评】《黄帝内经》曰：“诸风掉眩，皆属于肝。”风主动故也。所谓风气甚而头目眩晕者，由金虚不能制木，而复生火，风火皆属阳，阳主动，两动相搏，则为之旋转也。又《原病式》曰：“静顺清谧，水之德也。动乱劳扰，火之用也。脑者，地之所生，故藏阴于目，肾水至阴所主，二者，喜静谧而恶动扰，静谧则清明内持，动扰则掉摇散乱，故脑转目眩也。”可见眩晕以肝肾阴虚、气血不足为本，以风扰火动为标，本方益气养血，调补肝肾，潜阳泻火，标本兼顾，则眩晕自止。（点评人：高磊、张榆雪）

五、肾系方药

1. 治关格大便不通方

【组方】

朴硝 5 两	乌梅 5 两
桑白皮 5 两	芍药 4 两
杏仁 4 两	麻仁 3 两
大黄 8 两	

【来源】本方载于《济世妙方》。此处方名、组成、主治、用法引自尚儒彪著《道教医药艮卦方》，原文刊于《武当》2004 年 8 期 55 页。

【功效】原著未述。

【主治】腹胀便秘不通，小便困难。

【用法用量】上药九味咀嚼令碎，以水 1 斗，煮取 2 升，分 4 次服用。

【方解】据方解者考，原方应出自《备急千金要方》。关格本意乃是小便不通名关，呕吐不已名格。也有学者认为“关”为大小便不通，“格”为饮食即吐，并称“关格”，亦专指大小便不通的病症。道医善用一些泻下药治疗部分临床急症，关格便是其一，尤其方中朴硝、大黄更是泻下之峻剂，荡涤肠腑，通利下焦；麻仁润肠通便，并有滋腻濡养之性；桑白皮、杏仁宣肺通降，以利大肠；乌梅、白芍酸敛之性可佐制泻下药物的烈性，诸药合用通利肠腑，开关救急。此方实际上是“通大便以利小便”的具体应用，由此可见武当山道医的医学功底非常深厚。（湖北医药学院附属人民医院　时文远）

2. 溶石排石汤

【组方】

金钱草 30g	鸡内金 20g
海金沙 15g	栀子 15g
石韦 15g	瞿麦 15g
萹蓄 15g	川牛膝 15g
三棱 10g	莪术 10g

丹参 20g　　车前子 15g
白茅根 15g　　滑石粉 30g
甘草 10g

【来源】湖北省十堰市中医医院　王昌华、赵辉。

【功效】清热利湿，通淋排石。

【主治】本方用于湿热蕴结下焦的石淋病，西医多为泌尿系结石。症多见患侧腰腹（或腰或腹）疼痛、恶心呕吐、大便便意频繁、小便涩痛、血尿、尿中有砂石等，舌红，苔黄腻，脉弦紧（滑）。

【用法用量】水煎服，日一剂，分 3 次温服。

【方解】泌尿系结石属于中医石淋、血淋等范畴，多因湿热蕴结下焦，煎熬尿液，日久天长，尿液中杂质形成结石。此方由三金汤、八正散组方加味而成。方中金钱草、鸡内金、海金沙都归于膀胱经，具有消石化坚的功效，为君药。栀子清泄三焦湿热，使湿热从小便而出，滑石、瞿麦、萹蓄、车前子清热利湿，利尿通淋，协助排石，为臣药。笔者在两方基础上，加石韦、白茅根助利尿通淋，同时两者都具有凉血止血之效；莪术、三棱、丹参活血行气止痛化坚；川牛膝不仅有利尿通淋的作用，还可以助莪术、三棱通络止痛，以上六味均为佐药。甘草调和诸药，为使药。纵观全方，清热利湿，通淋化石，加以凉血止血、通络止痛之品，标本兼治，从而本病得愈。

【随证化裁】若兼恶心呕吐，可加半夏、生姜等止呕之品；若兼肉眼血尿，可加小蓟、藕节等止血之品。

【点评】石淋者，逢溺则茎中作痛，常带砂石之状，因膀胱蓄热日久所致，正如汤瓶久经火炼，底结白碱也，大法治淋宜通气、清心、平火、利湿，不宜用补，恐湿热得补增剧也。《本草备药》言牛膝为淋证要药，而三金汤为治石验方，八正散功专泻热通淋，合用可清里积热，涤其砂石。（点评人：高磊）

3. 六味地黄汤加减方

【组方】

熟地黄 20g　　山茱萸 15g
山药 18g　　泽泻 12g
牡丹皮 15g　　茯苓 15g
海螵蛸 12g　　紫草 12g
菟丝子 20g　　牛膝 12g
当归 15g　　砂仁 12g

【来源】湖北省十堰市中医医院　朱名宸。

【功效】滋补肝肾。

【主治】腰膝酸软、头晕、目眩、耳鸣、耳聋、盗汗、遗精、消渴、骨蒸潮热、手足心热、口燥咽干、牙齿动摇、足跟作痛、小便淋痛，甲状腺功能亢进症，无排卵性功能性子宫出血，围绝经期综合征，骨质疏松症，男性生殖功能障碍，小儿囟门不合及各种慢性病症。

【用法用量】制丸。每次 20g，开水化开服用，每日 3 次，空腹服用，小儿遵医嘱。

【方解】肾为先天之本，元阴元阳之根，主藏精气。而精为化血之源，是月经、胎孕的物质基础。妇女的病理改变常与肾虚影响冲任密切相关，而女子以肝为先天，因此，补益肝肾乃虚性妇科疾病之治疗基本原则。笔者自拟养肾膏方以六味地黄丸为基础，方中重用熟地黄滋阴补肾，填精益髓，为君药。山茱萸补益肝肾，并能涩精，取“肝肾同源”之意；山药补益脾阴，亦能固肾，为臣药。三药配合，肾、肝、脾三阴并补，是为“三补”，但熟地黄用量最多，故仍以补肾为主。泽泻利湿而泻肾浊，并能减熟地黄之滋腻；茯苓淡渗脾湿，并助山药之健运，与泽泻共泻肾浊，助真阴得复其位；牡丹皮清泻虚热，并山茱萸之温涩。三药称为“三泻”，均为佐药。六药合用，三补三泻，其中补药量大于泻药量，以补为主，共奏滋阴补肾之功。另佐以菟丝子、牛膝以滋阴补肾，佐以海螵蛸以收敛止血、固精止带；紫草凉血活血解毒，现代医学研究证明，其可抗炎、解热、抗病原微生物，可用于预防流产后宫腔粘连；当归补血活血；砂仁可行气开胃，并可防熟地黄、山茱萸等滋腻犯胃，全方补泻兼施，肝、脾、肾三阴并补，补而不腻。

【点评】肾，水脏也，藏精与志，华元化谓：“为性命之根也。又肾者，任也，主骨，而任周身之事，故强弱系之。”《针灸甲乙经》曰：“肾者，引也，能引气通于骨髓。”《卮言》曰：“肾者，神也，妙万物而言也。”《素问·阴阳应象大论》有云：“精不足者，补之以味。”五脏之精，皆赖肾气闭藏。六味地黄丸大滋肾阴，填精补髓，壮水之主，六经备治，而功专肾肝；寒燥不偏，而补兼气血。海螵蛸合茜草即四乌贼骨一芦茹丸，可温补肝肾，益精生血，通经脉，下瘀血。再合菟丝子、牛膝等温补之药，增强了六味地黄丸的药效，则病易愈矣。（点评人：高磊、张榆雪）

4. 五金六一排石饮

【组方】

金钱草 30g	海金沙 30g（另包冲服）
鸡内金 30g	郁金 20g
黄柏 15g	川牛膝 15g
地龙 15g	路路通 15g

滑石粉 20g（另包冲服）　　　　　甘草 10g

【来源】湖北省竹山县中医医院　蔡华。

【功效】清热利湿，活血化瘀，溶石排石。

【用法用量】水煎半小时，去渣取汁 300mL 温服，海金沙、滑石粉用中药汁冲服，每日分 3 次服用。

【方解】肾结石，中医称之石淋，临床表现各有不同，但总以小便频急，淋漓不尽，尿道涩痛，疼痛剧烈，痛引脐中为主要特征。方中金钱草、海金沙、鸡内金化石、溶石；郁金、川牛膝行气活血化瘀，引药下行；地龙、路路通清热利尿，通经活络，有“通则不痛，痛则不通”的原理。黄柏、滑石、甘草清热燥湿，利小便之涩痛。诸药合用，起到溶石化石排石之功。

【点评】金钱草可治白浊热淋，玉茎肿痛；鸡内金健脾消食，涩精止遗，消癥化石；海金沙清泻膀胱湿热，治膏、血、砂石诸淋，消鼓胀肿满；郁金主下气破血开郁，疗尿血、淋血、金疮。四者同用则为治“石”验方之四金汤。滑石禀土冲和之气，能上清水源，下通水道，荡涤六腑之邪热，从小便而泻矣。甘草禀草中冲和之性，调和内外，止渴生津用以为佐，保元气而泻虚火，则五脏自和矣。二者即为六一散，《医方集解》言其：“偏主石淋。”陈修园更赞其可“与白虎、生脉三方鼎足”，是方也，四金合六一，益气而不助邪，清热而不伤气。（点评人：高磊、张榆雪）

六、脑系方药

1. 三丰定神汤

【组方】

天冬 35g	人参 35g
茯神 35g	石菖蒲 18g
川黄连 6g	炙甘草 10g
灯心草 5g	朱砂 1g
麝香 0.5g	

【来源】此处方名、组成、主治、用法引自尚儒彪著《武当道教医药“离卦”秘方简介》，原文刊于《湖北中医杂志》2003 年第 25 卷第 1 期 36 页。原作者按本方载于《张三丰全集》。

【功效】原著未述。

【主治】思虑过度，心神不宁，失眠多梦，心悸怔忡。

【用法用量】朱砂、麝香分别研为细末和匀，分为 3 包备用。其余药物放入砂锅内，加水适量，煎 2 次，分 3 次服完。每次服时，加冲朱砂、麝香末 1 包。日一剂，连服 3 天为 1 个疗程。原文按：因朱砂有毒，麝香稀贵，故两药可略而不用。对于心脑气阴两虚，复兼心火扰神、烦躁失眠、心神不宁者，可加珍珠母、灵磁石、生龙齿、合欢皮。

【方解】三丰即元明时期武当道人张三丰。对善于修身养性的道士，保证充足的睡眠是必不可少的。此方以养阴清热安神药物为主，可以根据实际情况进行加减，主要治疗心神不宁、失眠多梦等症状。方中天冬养阴清热；人参补益五脏安神；茯神安神助眠；石菖蒲具有开窍豁痰、醒神益智的功效；川黄连、灯心草清心安神；朱砂重镇安神，麝香开窍醒神，二者既相辅相成，亦相互制衡。诸药合用具有清心热、安心神、滋心阴、补心气的功效，故此方有宁心定神之功。（湖北医药学院附属人民医院　时文远）

【点评】无邪而不寐者，必营气之不足也。营主血，血虚则无以养心，心虚则神不守舍，故或为惊惕，或为恐畏，或若有所系恋，或无因而偏多妄思，以致终夜不寐，及忽寐忽醒，而为神魂不安等症。皆宜以养营补气为主治。若思虑劳倦伤心脾，以致气虚精陷，而为怔忡、惊悸、不寐者，宜益气补血、健脾养心。本方以补养心脾为主，脾气健则气血生化之源充足，从而心血旺盛，则惊悸失眠诸症自愈。（点评人：高磊）

2. 太玄木神通九窍方

【组方】

石菖蒲、茯神、鲜楮实子汁。

【来源】此处方名、组成、主治、用法引自尚儒彪著《武当道教医药“离卦”秘方简介》，原文刊于《湖北中医杂志》2003 年第 25 卷第 1 期 36 页。

【功效】原著未述。

【主治】反应迟钝，记忆丧失，呆若木鸡，智力低下。

【用法用量】将石菖蒲、茯神共研细末，用楮实子鲜汁调和，制成药丸（组方比例原著未述），如梧桐子大。每日早晚用酒冲服 3 ～ 7 丸，10 天为 1 个疗程。

【方解】刊中原文按：本方载于宋代道教名著《太玄宝典》。道教认为，人有九窍，九窍相通则为真人。石菖蒲开窍安神，茯神宁心安神，楮实子补肾清肝。三药合用补而不腻，通而不燥，共起养心补肾、开窍生智之功。道家不仅追求长生，而且长生之人耳聪目明，判若仙人，但生长壮老已乃天道，因此服用药物延缓或逆转神志衰老亦是一种好的养生方法。（湖北医药学院附属人民医院　时文远）

【点评】善忘之症，因心窍之闭也。心窍之闭者，由于心气之虚，补心之虚，舍人参无他药也。不用人参以补虚，唯恃菖蒲以开窍。石菖蒲开心志，益智慧，清音声，通灵窍。茯神入心之用多，开心益智，安魂养神。楮实补脾坚土之验也，强阴痿明目，乃脾实则能生精，而灌注于肾之功。三者合用，由是五脏皆实，气力增，筋骨壮，补虚劳，悦颜色而轻身矣。（点评人：高磊）

3. 太玄木神养神方

【组方】

嫩松叶 3 斤　　侧柏叶 3 斤

白茯苓 3 斤

【来源】此处方名、组成、主治、用法引自尚儒彪著《武当道教医药“离卦”秘方简介》，原文刊于《湖北中医杂志》2003 年第 25 卷第 1 期 36 页。

【功效】原著未述。

【主治】神志不安，关节不利，肥胖，虚热。

【用法用量】取嫩松叶 3 斤、侧柏叶 3 斤去杂质，洗净，切碎，放入锅中。加水 30 斤，先用武火烧开，后用文火煮至药水 10 斤左右后滤出。去渣，选上好白茯苓 3 斤，放入药水中，煮至水干，白茯苓呈绿色，取出茯苓研为细末，晒干，炼蜜为丸，每丸 6g，每次 1 丸，日服 3 次，连服百日为 1 个疗程。

【方解】武当山地区植物资源丰富，就地取材配制方药是道医的一大特色，嫩松叶和侧柏叶、白茯苓均可本地获取。嫩松叶归心、脾经，活血安神，侧柏叶凉血安神，白茯苓宁心安神，故本方可治疗神志不安。此外，活血之嫩松叶可通利关节，凉血之侧柏叶可清虚热，健脾利湿的茯苓可调水湿之肥胖。故本方亦可治疗关节不利，肥胖和虚热证。（湖北医药学院附属人民医院　时文远）

4. 朱雀丸

【组方】

茯神 100g　　沉香 25g

【来源】此处方名、组成、主治、用法引自尚儒彪著《武当道教医药“离卦”秘方简介》，原文刊于《湖北中医杂志》2003 年第 25 卷第 1 期 36 页。

【功效】原著未述。

【主治】心肾不交，心神不定，怔忡健忘。

【用法用量】上药共研细末，炼蜜为丸，如绿豆大，每晚服 30 丸，连服 10 天为 1 个疗程。

【方解】原作者按：“道教称朱雀为南方之神，是火神。火为心，心火上炎，并非真火也，而是肾水不能上承济火而至心中虚火也，此方以茯神安神定志，以沉香引火归元，下交于肾，故治心肾不交所致的失眠有效。”安神定志是道家修行的根本保证，相火上越会出现各种异常的神志问题，故以沉香下沉相火、茯神定心安神，以求相火归位、心安神宁。此方仅二味药，用意清晰明了，组方所指昭彰。（湖北医药学院附属人民医院　时文远）

【点评】夫心肾，两不可离之物也，肾气交于心则昼安，心气交于肾则夜适。苟肾离于心，则晓欲善寝而甚难；心离于肾，则晚欲酣眠而不得。沉香质坚色黑而沉，故能举在上之水与火，悉摄而返之于肾，多功于下部，命、肾之所由入也，其气香性温，则能温肾以理气。茯神抱根，有依而附之之义，惊悸者魂不能附，健忘者神不能守，宜其治矣。二者合用，可使心肾相交，水火相济，坎离交泰。然香剂多燥，未免伤血，必下焦虚寒者宜之，若水脏衰微，相火盛炎者，误用则水愈枯而火愈烈，祸无极矣。（点评人：高磊、张榆雪）

5. 清离滋坎汤

【组方】

生地 5g　　熟地 5g

麦冬 5g	当归 5g
白芍 5g	山药 5g
丹皮 5g	天冬 5g
茯苓 5g	山茱萸 5g
白术 5g	炙甘草 1g
泽泻 2g	黄柏 2g
知母 2g	

【来源】此处方名、组成、主治、用法引自尚儒彪著《武当道教医药“离卦”秘方简介》，原文刊于《湖北中医杂志》2003 年第 25 卷第 1 期 36 页。原作者按：本方载于《寿世保元》，被道教收藏。

【功效】原著未述。

【主治】肾阴亏虚，心火上炎，神志不宁，失眠多梦。

【用法用量】每日一剂，水煎取汁，分 3 次服。

【方解】此方顾名思义，清心火补肾水之剂。心火旺，而肾水不济，常有失眠多梦等表现。生地、熟地、麦冬、山茱萸、白芍均有滋阴功效；天冬、知母滋阴清热；丹皮、黄柏清热泻火；泽泻、茯苓利湿健脾，佐制滋阴药物过多而致腻脾碍胃；山药、甘草健脾和中，利于滋阴清热药物发挥功效。方中药物配伍清晰明确，功效鲜明，临床可辨证应用。此方乃是将身体的上离下坎之相违不相济之势，调整为既济之用。（湖北医药学院附属人民医院　时文远）

6. 醒脑安神汤

【组方】

半夏 15g	陈皮 15g
川芎 15g	胆南星 15g
枳壳 15g	香附 15g
赤芍 15g	石菖蒲 15g
郁金 15g	栀子 15g
竹茹 15g	白术 15g
黄连 10g	黄芩 10g
石膏 20g	甘草 10g

【来源】湖北省十堰市中医医院　谢贵文。

【功效】理气解郁，化痰开窍。

【主治】用于痰气郁结、情志失常的偏执型精神分裂症。症见精神抑郁，表情淡漠，语无伦次，喜怒无常，多疑紧张，胆小易惊，胸闷太息，或呕恶痰涎，舌苔厚腻，脉弦滑或数。

【用法用量】600mL 水煎，日一剂，分 3 次温服，1 个月为 1 个疗程。

【方解】方中半夏、陈皮、川芎、胆南星、白术行气理气化痰；枳壳、香附、赤芍、石菖蒲、郁金解郁开窍；栀子、竹茹、黄连、黄芩、石膏清热化痰；甘草调和诸药，共达理气解郁、清热、化痰开窍。

【点评】《灵枢·癫狂篇》曰："癫疾始生，先不乐，头重痛，视举目赤，甚则极已而烦心，啼呼喘悸，先反僵，因而脊痛，癫虚而狂。"癫者，言语重复，嬉笑无常，做事无绪。皆由心阳不足，神志不清，寒痰易生，上闭心窍，使人癫癫倒倒。治癫贵以养正，兼以行痰，交通上下，专以祛痰安魂定魄，是为治本握要法，本方用诸药以化痰开窍醒神，宜细心体会之。（点评人：高磊、张榆雪）

7. 归脾汤加减方

【组方】

白术 15g	当归 15g
茯苓 12g	炙黄芪 20g
炙远志 12g	龙眼肉 8g
酸枣仁 20g	党参 15g
木香 10g	大枣 12g
生姜 8g	女贞子 15g
墨旱莲 20g	砂仁 12g
炙甘草 10g	

【来源】湖北省十堰市中医医院　朱名宸。

【功效】益气补血，健脾养心。

【主治】心悸怔忡，健忘失眠，盗汗，体倦食少，面色萎黄，月经不调，女性各种出血症，放化疗后免疫功能下降，胃及十二指肠溃疡出血等症，并有美容养颜的作用。

【用法用量】制丸，每次 20g，开水化开服用，每日 3 次，空腹服用。

【方解】方中黄芪甘温，补脾益气；龙眼肉甘平，既补脾气，又养心血，共为君药。党参、白术皆为补脾益气之要药，与黄芪相伍，补脾益气之功益著；当归补血养心，酸枣仁宁心安神，二药与龙眼肉相伍，补心血、安神志之力更强。佐以茯苓养心安神，远志宁神益智；更佐理气醒脾之砂仁、木香，与诸补气养血药相伍，可使其补而不滞。炙甘草补益心脾之气，并调和诸药。引用生姜、大枣调和脾胃，以资化源。女贞子、墨旱莲滋补肝肾，凉血止血。诸药配伍，心脾得补，气血得养，诸症自除。

【注】炙远志：《中国药典》（2020 年版）为制远志。

8. 通络醒脑汤

【组方】

三七粉 12g	当归 20g
川芎 20g	肉苁蓉 15g
茯苓 30g	炒白术 15g
法半夏 12g	僵蚕 15g
石菖蒲 10g（后下）	天麻 20g
钩藤 20g（后下）	炙甘草 12g
全蝎 6g	蜈蚣 2 条

【来源】湖北省竹山县中医医院　刘迪清。

【功效】化痰通络，醒脑开窍。

【主治】用于风痰瘀血阻络所致的缺血性中风病急性期和出血性中风病恢复期，症见患者神志模糊、言语不利、偏身不遂、头痛、头晕、肢软无力、痰多、舌红苔腻。

【用法用量】一剂加水 500mL，浸泡 30min，武火煎 45min，加入后下药品，煎煮 15min，取汁，再加水 400mL 煎煮 30min，取汁，两次药汁合并，每次温服 200mL。

【方解】三七粉、当归、川芎活血化瘀，茯苓、白术、法半夏健脾燥湿化痰，天麻、钩藤、全蝎、蜈蚣、僵蚕平肝息风止痉，石菖蒲醒脑开窍豁痰，甘草化痰、调和诸药毒性。

【随证化裁】大便干结难下，舌苔黄腻加大黄，纳呆、腹胀、食少者加砂仁、建曲、鸡内金，肢体痉挛抽搐者加芍药、伸筋草，痰黄稠难出者加鲜竹沥，心悸、睡眠障碍者加柏子仁 。

【特别注意】本方中蜈蚣、全蝎药材有小毒，谨慎使用。出血性中风者 1 周内三七粉用量为 3 ～ 6g，2 周后可逐渐增加至 9 ～ 12g，本方必须在专业医生指导下用药。

七、消渴方药

1. 清利活血通络方

【组方】

黄芪 30g　　鸡血藤 15g
当归 12g　　葛根 12g
地黄 12g　　延胡索 9g
威灵仙 9g

【来源】湖北医药学院附属人民医院　袁朵。

【功效】养血活血，通络祛瘀。

【主治】糖尿病足，中医辨证为气滞血瘀，脉络瘀阻证。

【用法用量】水煎服，日一剂，三餐后温服。

【方解】糖尿病足属于中医“脱疽”的范畴，病因与阴津亏虚，血脉不畅，脉络瘀阻有关。方中黄芪益气固表，托毒排脓，益气活血，为君药；鸡血藤活血散瘀，疏经通络，养血活血；当归活血祛瘀，调经通络，行气止痛；葛根、地黄养血凉血，生津止渴，此四味共为臣药；延胡索活血散瘀，理气止痛；威灵仙祛风湿，通经络，利关节，此两味为佐使药。全方共奏养阴活血通络之功效，可有效改善糖尿病足患者下肢的血液循环，促进糖尿病足创面的修复。

【点评】《丹溪心法》提出：“脱疽生于足指之间，手指生者间或有之，盖手足十指乃脏腑支干，未发疽之先烦躁发热，颇类消渴，日久始发此患，初生如粟黄泡一点，皮色紫暗，犹如煮熟红枣，黑气蔓延，腐烂延开，五指相传，甚则攻于脚面，犹如汤泼火燃。”夫脱疽者，外腐而内坏也。此因平昔厚味膏粱熏蒸脏腑，丹石补药消烁肾水，房劳过度，气竭精伤，多致阳精煽惑，淫火猖狂，其蕴蓄于脏腑者，终成燥热火证，其毒积于骨髓者，终为疽毒阴疮。沪上名医奚九一教授认为，其根本是“因邪致瘀”，肇始于消渴，缘于体质素虚，阴阳失调，阴虚火毒炽盛，热灼津液，血行失常，瘀阻下肢脉道，郁阻日久，脉络闭塞，筋骨皮肉失去气血之荣养，热腐成脓，故坏死感染，遂成本病。治宜滋阴通络，此方得之。若用之不应者，必遵古法：毒在肉则割，毒在骨则切，趁其未及

延散，须宜早施。（点评人：高磊、张榆雪）

2. 益肾饮

【组方】

黄芪 30g	太子参 18g
丹参 24g	芡实 15g
金樱子 18g	山茱萸 24g
葛根 30g	天花粉 30g
熟地黄 24g	黄柏 6g
三七 6g	菟丝子 24g
益母草 30g	覆盆子 18g
白茅根 30 g	

【来源】湖北医药学院附属人民医院　杨文昊。

【功效】益气活血，健脾补肾。

【主治】有腰膝酸软，夜尿次数增多，乏力，头晕，眼睑水肿，泡沫尿，伴蛋白尿，肾功能异常等糖尿病肾病疾患。

【用法用量】煎水 500mL，取汁 300mL，日一剂，三餐后温服。

【方解】黄芪、太子参、丹参益气活血，提高免疫功能；芡实、金樱子、覆盆子配熟地黄、山茱萸、菟丝子健脾补肾，可降糖、减轻蛋白尿，保护肾功能，黄柏祛湿降浊；益母草、白茅根凉血止血，活血利水；三七活血；葛根、天花粉养阴清利以消水肿。

3. 益气养阴活血汤

【组方】

黄芪 20g	党参 20g
地黄 20g	丹参 20g
地龙 10g	黄葵 10g
山药 10g	山茱萸 10g
茯苓 10g	牡丹皮 10g
泽泻 10g	

【来源】湖北医药学院附属人民医院　周全。

【功效】益气养阴，活血化瘀。

【主治】用于肾阴不足，阴液亏虚，肾气不足，气虚血瘀，肾脏通调水道失司所导致的早期糖尿病肾病。

【用法用量】水煎服，日一剂，三餐后温服。

【方解】糖尿病肾病在中医归属为“消渴”“下消”“肾消”等范畴。病位在肾，可涉及五脏六腑，病性为本虚标实。本病发病初期多以气阴两虚为本，渐至肝肾阴虚，以肾络瘀阻为标，从而使肾中精微渗漏而发病。方中黄芪、党参益气健脾；地黄、山茱萸滋阴补肾；丹参、地龙、牡丹皮活血化瘀；茯苓、山药健脾利湿；黄葵、泽泻利尿通淋。众药合用，益气养阴补肾而固其本，活血化瘀泄浊而治其标。

【点评】消浊，烦渴引饮，小便如膏，面色黧黑，耳轮焦枯，两腿消瘦，此肾热也，又名肾消，多因色欲过度，服金石药，肾水枯竭，虚阳上炎，不交精出，小便浑浊，色如膏脂。此乃上消之传变。肺胃之热久不清，乃至动而消肾，移热于膀胱。百病之极，穷必及肾，宜急滋其真阴，本方以六味地黄丸加减，可补中焦之精汁，益肾中之精血，补五脏之不足。（点评人：高磊）

4. 糖复明方

【组方】

黄芪 10g	熟地黄 10g
地黄 10g	枸杞子 10g
石斛 10g	决明子 10g
密蒙花 10g	南沙参 10g
丹参 10g	生蒲黄 10g
赤芍 10g	红花 6g

【来源】湖北省十堰市中医医院　黄学军。

【主治】糖尿病非增殖期视网膜病变，临床以气阴亏虚，瘀血阻络为主要病机。症见视物昏花，眼目干涩，神疲乏力，少气懒言，口干口渴，自汗，舌质淡紫黯或伴有瘀斑，脉细无力。

【用法用量】上方日一服，水煎温服，日 3 次。30 天为 1 个疗程，1 个疗程后以上方 10 倍的药量制水泛丸，每次服用 8g，日 3 次。

【方解】消渴病日久，阴虚燥热，耗气伤阴，目失濡养，气阴两虚，血行滞涩，瘀阻眼络。治之当以益气养阴、活血明目。糖复明是由黄芪、地黄、熟地黄、南沙参、枸杞子、石斛、决明子、密蒙花、丹参、赤芍、红花、蒲黄等组成。方中黄芪味甘性微温，具有益气升阳作用，为君药；地黄和熟地黄合用，一清一补，不仅补肝肾，还有滋阴生津，补血润燥之功；南沙参、石斛性味甘，微寒，归肺、胃、肾经，甘可悦脾，咸能益肾，平胃气而除虚热，用于肾阴亏虚之目暗不明；枸杞子补肝肾益精血而明目，共为臣药。丹参、赤芍、红花、蒲黄活血通络，祛瘀生新，为佐药。决明子、密蒙花增养肝明目之效并有引药入肝之力，故为使药。诸药合用，益气养阴，滋养肝肾治其本，活血化瘀通络治其标。从而使气阴充足，血脉流畅，肝肾精血得充，目得濡养。

【随证化裁】偏气虚证明显的，加太子参 10g、炒白术 10g；偏阴虚证明显的加女贞子 15g、墨旱莲 10g；血瘀证明显的加水蛭 5g、鬼箭羽 10g。

【点评】糖尿病视网膜病变在古代并无专有病名记载，均是以视物改变为主要表现，现多归为中医眼科中的“视瞻昏渺”“云雾移睛”“血灌瞳神”等范畴，消渴导致肝肾虚损，阴损及阳，目失所养是本病发生的基本病机，心脾亏虚、因虚致瘀、目窍闭阻是本病发生发展过程中的重要病机，本虚标实、虚实夹杂则为本病的证候特点。《黄帝内经》云：“五脏六腑之精，皆上注于目而为之精。”肾藏精，故治目者以肾为主。目虽肝之窍，子母相生，肾肝同一治也。本方以滋水涵木为基础，以通络祛瘀为辅，再加用眼科要药之决明子和密蒙花。（点评人：高磊、张榆雪）

5. 糖胰康 1 号方

【组方】

红参须 10g	石膏 15g
黄连 10g	麦冬 10g
天花粉 10g	葛花 10g
牡丹皮 10g	柴胡 6g
酒大黄 3g	赤芍药 10g
白芍药 10g	知母 10g
枳壳 10g	玄参 10g

【来源】湖北省十堰市中医医院　黄学军。

【功效】益气养阴，疏肝清热。

【主治】肝胃郁热，兼气阴两虚证。用于肝胃郁热消灼气阴，导致气阴两虚，燥热内盛的 2 型糖尿病。症见口渴多饮、多尿、多食易饥、乏力消瘦，舌质红，苔黄干或苔少，脉弦细或数。

【用法用量】上药以 10 倍比例共研细末，水泛为丸。每服 9g，日 3 次。

【方解】糖尿病是以燥热耗伤气阴为其基本病机特点，以阴虚为本，燥热为标。起病多因饮食不节、情志失调，导致脾胃气机升降失司，气郁化火，肝胃积热内蕴，化燥伤及气阴，消谷耗液，进而发为消渴。方中红参须性平和、力缓，温而不燥，补气生津，为君药；麦冬、知母、天花粉、玄参清热养阴，生津止渴，为臣药；石膏、黄连、酒大黄、牡丹皮清热泻火，以除燥热之源；柴胡、白芍、枳壳、葛花疏郁醒脾和胃，调畅气机，肝胃同治；柴胡、葛花相伍有火郁发之之意，共为佐使。诸药合用，清热润燥治其标，益气养阴治其本，标本兼治，消渴得除。

【注】赤芍药 / 白芍药：《中国药典》（2020 年版）为赤芍、白芍。

6. 糖周灵

【组方】

红参须 10g	黄芪 15g
白术 10g	蚕沙 10g
当归 10g	鸡血藤 10g
怀牛膝 12g	何首乌藤 15g
白芍 20g	豨莶草 12g
鬼箭羽 15g	补骨脂 15g

【来源】湖北省十堰市中医医院　黄学军。

【功效】补中益气，通经活络。

【主治】用于糖尿病并周围神经病变之气阴两虚，脉络痹阻证。症见肢体乏力痿软、四肢不温、肢端麻木、疼痛或灼热、舌质暗淡有瘀点，舌苔薄白或少苔，脉细涩等。

【用法用量】上药以 10 倍比例共研细末，水泛为丸。每服 9g，日 3 次。

【方解】因消渴日久，耗气伤阴，气阴亏虚，血行瘀滞，脉络痹阻，四肢筋脉肌肉失于濡养，阴损及阳，阳气不达四末，故有肢体乏力痿软、四肢不温、肢端麻木、疼痛等症。其病机当属本虚标实，本虚之脏主要责之在脾，且与肝、肾有密切的关系。脾病则水谷精气无以敷布，导致气阴不足，脏腑虚损。标实多以血瘀、痰浊痹阻脉络为患。方中红参须、补骨脂、黄芪益气健脾固肾，为君药；白术、蚕沙、白芍健脾化痰，柔肝舒筋，共为臣药，佐以当归、豨莶草、怀牛膝、鸡血藤、首乌藤、鬼箭羽共奏活血通痹之效。诸药合用，使气旺血行，瘀去络通，改善血液的瘀滞状态，从而减轻对周围神经的损伤，使损伤的神经得以恢复。

【注】怀牛膝：《中国药典》（2020 年版）为牛膝；何首乌藤：《中国药典》（2020 年版）为首乌藤。

【点评】糖尿病周围神经病变是糖尿病最常见的慢性并发症之一，中医学常将其与络病共议，消渴久病，邪气入络，气阴亏耗，气虚则血行不畅，阴虚则兼生内热，久而脉络不通，停而为瘀，治宜益气养阴，和营通络，本方标本兼治，气阴双补，瘀化络通。（点评人：高磊）

八、皮肤科方药

1. 赵仙姑治痒疹方

【组方】

苍术 3 钱	防风 3 钱
荆芥 3 钱	白芍 5 钱
当归 5 钱	丹参 5 钱
白鲜皮 3 钱	椿枝 3 钱
灵仙 3 钱	川乌 2 钱
草乌 2 钱	甘草 3 钱
黄芩 5 钱	黄柏 5 钱

【来源】方药来源于《武当秘方》。此处方名、组成、主治、用法引自尚儒彪著《道教医药巽卦除风秘方》，原文刊于《武当》2004 年 7 期 59 页。

【功效】原著未述。

【主治】体虚多汗，受风、热、湿、寒邪侵入肤内，正气不能排邪于体外，邪气轻尚未入内，症见皮痒起疹，瘙痒难忍，疹块或白或红，时消时犯，重者胸闷气短，延年累月不愈者，此方甚效。

【用法用量】上药用水 1 斗 2 升，煮取 4 升，分 4 次服用，每日服 2 次，药渣加楸树叶、樟树叶、槐树枝各 2 两，煮水浴之。

【方解】武当山地区的气候特点为夏季潮湿多虫，皮肤疾患多发，尤其是修道之人长年隐居高山密林之间，湿邪毒患在所难免。本处是一方二用，内服兼外洗。方中苍术、防风、（威）灵仙、椿枝祛风利湿；白鲜皮、荆芥祛风止痒；白芍、当归养血和血；丹参凉血活血；黄芩、黄柏清热解毒；川乌、草乌祛风胜湿，内服外用皆有效；甘草调和诸药，缓川乌、草乌毒性。楸树叶有清热解毒之功；樟树叶具有祛风、除湿、解毒之效；槐树枝可祛风止痒，在原方基础加上这三味，外治功效更为明显。方中有川乌、草乌，故需知其去毒之法，不可盲目试用，须有医生处方和指导方可。（湖北医药学院附属人民医院　时文远）

【点评】风性疏泄，伤于卫气，泄其皮毛，卫愈泄而愈欲敛，敛而不启，内遏营血，故营郁而为热，六日经尽，营血郁勃，发于汗孔，红点圆平，其名曰疹。全方养血祛风，清热除湿，值得临床进一步推广。（点评人：高磊）

2. 风疹外治方一

【组方】

苍术 1 两	白芷 1 两
鲜皮 1 两	防风 1 两
灵仙 1 两	槐树枝 1 两
桑树枝 1 两	桃树枝 1 两
桂枝 1 两	

【来源】方药来源于原著作者尚儒彪恩师朱诚德经验方。此处方名、组成、主治、用法引自尚儒彪著《道教医药巽卦除风秘方》，原文刊于《武当》2004 年 7 期 59 页。

【功效】原著未述。

【主治】风湿疹。

【用法用量】煮水熏洗之，每日一次。

【方解】此方是外治方，采用熏洗的方法治疗皮肤疾患。药物均为常用药物，为祛风除湿止痒的药物组合。方中苍术、防风、（威）灵仙可除表里之湿；（白）鲜皮祛风止痒；槐树枝、桑树枝、桃树枝祛风除湿，通利经脉；桂枝温通经脉，散寒除湿。方中所用药物均为武当山及周围地区所产，容易获取，便于应用。熏洗等外治法在道医中亦所盛行。（湖北医药学院附属人民医院　时文远）

【点评】《诸病源候论》曰："邪气客于皮肤，复逢风寒相折，则起风瘙瘾疹。"人皮肤虚，为风邪所折，则起瘾疹。寒多则色赤，风多则色白，甚者痒痛，搔之成疮。本方合用诸风药，共奏祛风止痛、收湿止痒之功。（点评人：高磊）

3. 风疹外治方二

【组方】

鲜韭菜半斤

【来源】方药来源于武当山民间经验方。此处方名、组成、主治、用法引自尚儒彪著《道教医药巽卦除风秘方》，原文刊于《武当》2004 年 7 期 59 页。

【功效】原著未述。

【主治】风疹瘙痒。

【用法用量】鲜韭菜半斤，捣碎，擦痒处，稍用力，痒止为度。

【方解】此方较为简单，但选药有特色。韭菜为辛温之物，补阳气祛阴寒，同时辛则温通经脉，是道医养生食物中的补阳佳品，熟称“壮阳草”，民间食疗中常用此物。此处将韭菜外用治疗风疹瘙痒，应该是以韭菜辛温之性驱散体表之寒邪，治疗风寒侵及肌肤之风疹瘙痒。此方乃是阳药治阴病的典型应用，以阳制阴，是道家的哲学思想，在医药方面也广为体现。道家医药同样受道家思想影响，主张药味精简，正中病处，方有四两拨千斤之功。因此单味药处方的应用需审明病机方可显效。（湖北医药学院附属人民医院　时文远）

4. 仙姑沐面方

【组方】

白果仁 100g　　白术 100g
白蔹 100g　　白丁香 20g
麝香 2g

【来源】此处方名、组成、用法、功效引自尚儒彪著《武当道教医药“兑卦”秘方简介》，原文刊于《湖北中医杂志》2003 年第 25 卷第 3 期 31 页。

【功效】美白皮肤，祛除面部黑斑。

【主治】原著未述。

【用法用量】将上药研为细面，每日早、晚将药面用自然梨汁或黄瓜汁调膏外搽面部。

【方解】此方功效为美容祛斑，考虑可能是当时女性道姑为追求长生，永葆容颜所用。白果仁具有润皮肤，抗衰老功效，外用有美容疗效；白术、白蔹、白丁香外用有美白功效；麝香则有活血消斑的功效，而且疗效卓著，非一般药物可比。麝香虽为名贵药材，但武当山地区有香獐产麝香，因此以前在武当山地区，麝香是一种常见中药，因现在香獐是保护动物，于是天然麝香被人工麝香替代。本方外用祛除面部黑斑，且无任何毒副作用，可见道家不仅重视强身健体，也很重视美容养颜。（湖北医药学院附属人民医院　时文远）

5. 白仙姑驻颜方

【组方】

鲜白果仁 100g　　上等白酒 500g
立夏前的柿树叶（晒干）200g　　白术 200g

【来源】此处方名、组成、用法、功效引自尚儒彪著《武当道教医药“兑卦”秘方简介》，原文刊于《湖北中医杂志》2003 年第 25 卷第 3 期 31 页。

【功效】祛皱消斑，养颜美容。

【主治】原著未述。

【用法用量】将白果仁泡入白酒中 20 天后备用，白术、柿树叶研极细面。每日睡前用白果仁酒少许，调上述药面 2g，涂面部，第 2 天早晨洗去。如连续用百日，可使中老年妇人的面部皮肤恢复青春自然光泽。

【方解】此方为外治方。白果仁、柿树叶、白术外用有美白祛斑功效。这三味药在武当山地区均产，可就地取材，即使是普通百姓亦可选药配方。自古以来在武当山修道的男、女道士皆用，男士鹤发童颜，女士容颜不老是修道的境界之一，因此，选用中药调治使其容颜不老也是女道姑们常用的辅助方法。（湖北医药学院附属人民医院　时文远）

6. 王母娘娘驻颜仙丹

【组方】

天门冬 50g	茯苓 50g
人参 50g	苍术 50g
僵蚕 50g	白术 100g
黄精 100g	桑椹子 100g
何首乌 100g	枸杞子 100g
蒺藜 100g	香白芷 100g
柏子仁 100g	

【来源】此处方名、组成、用法、功效引自尚儒彪著《武当道教医药“兑卦”秘方简介》，原文刊于《湖北中医杂志》2003 年第 25 卷第 3 期 32 页。

【功效】补肝肾，养阴活血，美肤安神。

【主治】原著未述。

【用法用量】将上药研极细面，炼白蜜 1 000g，拌药面至匀，做成丸，如梧桐子大。每日早、晚各服 1 丸。

【方解】此方为驻颜美肤之用，容颜虽然表现在皮肤，实际上与脏腑功能有莫大的关系，脏腑精气充足，上注于面，则面色红润，容光焕发。黄精、桑椹子、何首乌、枸杞子滋补肝肾，肝血肾精充足则面色明亮；茯苓、人参、白术健脾益气，脾气足则面色红润饱满；苍术、僵蚕、蒺藜、香白芷祛风除湿，风祛湿除则面无斑瑕；柏子仁养心安神，神安则面色自然；天门冬凉血清心，心火若消则面色不焦，诸药合用共奏补肝肾、益精血、美颜之功效。做成丸药服用，符合道家缓补的思想。（湖北医药学院附属人民医院　时文远）

7. 观音丽肤丹

【组方】

卷柏 100g	地黄 100g
人参 100g	麦冬 100g
土茯苓 100g	武当山追风草 100g
沙参 100g	黄精 100g

藏红花 50g

【来源】此处方名、组成、主治、用法引自尚儒彪著《武当道教医药“兑卦”秘方简介》，原文刊于《湖北中医杂志》2003 年第 25 卷第 3 期 32 页。

【功效】原著未述。

【主治】肌肤甲错，月经不调，癣疥诸疾。

【用法用量】将上药研极细面，炼蜜为丸，如桐子大。每日早、晚用白开水送服 10g。

【方解】此方为道家外科方剂，以清热利湿、养阴活血药物为主配伍，从药物组成可以看出是针对湿热毒邪所致的皮肤疾患。肌肤甲错多为气血亏虚，癣疥多与湿热有关。气血亏虚与湿热皆可致月事不调。方中卷柏、武当山追风草具有清热解毒功效；麦冬、沙参养阴清热；土茯苓清热利湿解毒；地黄、黄精滋阴养血；藏红花养血活血；人参益气扶正。湿热尽去，阴血得生，脉络通畅，皮肤顽疾则消，月事调。关于武当山追风草名称和基原问题，基源一：李树钿等认为五气朝阳草又名追风草、追风七、见肿消、乌金丹等，为蔷薇科水杨梅（*Geum aleppicum jacq.*）的根及全草，主要功效为祛风除湿、活血消肿。用于治疗头晕、腰腿痹痛、痢疾、崩漏白带、跌打损伤、痈疽疮疡、咽痛、瘰疬咳嗽等；而 *Geum aleppicum jacq.* 在中国植物志网上数据库中载为蔷薇科路边青属路边青，俗名兰布政、水杨梅、草本水杨梅，武当山地区本地文献见于詹亚华著《中国神农架中药资源》和甘啟良著《竹溪植物志》。基源二：《中华本草》载水蔓青 *Veronica linariifolia* Pall.ex Link subsp. *Dilatata*（Nakai et Kitag.）Hong.（车前科婆婆纳属），别名狼尾拉花、气管炎草、一枝香、斩龙剑、蜈蚣草、追风草、一支香、勒马回、哮喘草。主要功效为清热解毒，化痰止咳。主治肺热咳嗽、肺脓疡、咳吐脓血、疮疖肿毒、皮肤湿疹、风疹瘙痒。而水蔓青在中国植物志网上数据库中已正名为车前科兔尾苗属细叶水蔓菁 *Pseudolysimachion linariifolium*（Pallas ex Link）Holub。武当山道教医药研究所苏仁强解：武当山追风草为基源一蔷薇科路边青属路边青，下同。（湖北医药学院附属人民医院　时文远）

8. 周仙姑治雀斑方

【组方】

霜梅肉 50g　　樱桃嫩枝 50g
皂角 50g　　武当山追风草 50g
紫背浮萍各 50g　　白丁香 10g

【来源】此处方名、组成、用法、功效引自尚儒彪著《武当道教医药“兑卦”秘方简介》，原文刊于《湖北中医杂志》2003 年第 25 卷第 3 期 32 页。

【功效】养颜祛斑。

【主治】原著未述。

【用法用量】上药研极细面，调入洗面膏中，每日用此膏洗面二三次，其斑自去。

【方解】雀斑是较为常见的皮肤问题，一旦生成则经年累月不消，影响美观。武当道人们以当地特有的药材进行配伍，配制治疗雀斑的中药处方。霜梅肉具有软化血管，抗衰老的功效；樱桃嫩枝有祛斑的功效，适用于多种皮肤病；皂角可疗癣消斑；武当山追风草清热凉血解毒、紫背浮萍可透皮肤湿热，二者可消邪毒斑疹；白丁香具有美白洁肤功效。上述药物都是常用中药，无明显毒副作用，制成粉剂可以长时间储存，便于应用。（湖北医药学院附属人民医院　时文远）

9. 陈道姑治面疮方

【组方】

白蚤休　　　　山慈菇

武当山追风草

（上述等比例）

【来源】此处方名、组成、主治、用法引自尚儒彪著《武当道教医药“兑卦”秘方简介》，原文刊于《湖北中医杂志》2003 年第 25 卷第 3 期 32 页。

【功效】原著未述。

【主治】治面疮方。

【用法用量】上药各等分研极细面备用，用 50% 芦荟液调膏。每日用硫黄、虎杖、大黄、透骨草各 20g 煎水洗面，洗毕后，外搽上述药膏。药膏以现配现用为好。

【方解】此方用于治疗面疮，包括现代医学疮、疖等感染性皮肤病变，白蚤休、山慈菇、武当山追风草三味均具有清热解毒消痈功效，可疗疮疾。在用药之前以硫黄、虎杖、大黄、透骨草煎水洗面，加强了解毒疗疮的效果。武当山地区夏季闷热潮湿，蚊虫较多，百姓易染疮疾。道医治疗疮疾以外用药为主，将药物配制成粉剂，以备不时之需，在云游时可以随时随地为患者医治，这是道医的一个特色。（湖北医药学院附属人民医院　时文远）

【注】白蚤休为重楼别名。

10. 武当十香散

【组方】

甘松 50g　　　　白芷 50g

白蔹 50g　　　　白术 50g

茯苓 50g　　　　白果仁 50g

白及 30g　　白附子 30g
细辛 30g　　白丁香 10g

【来源】此处方名、组成、用法、功效引自尚儒彪著《武当道教医药“兑卦”秘方简介》，原文刊于《湖北中医杂志》2003 年第 25 卷第 3 期 32 页。

【功效】祛皱纹，润皮肤，消黑斑，美白皮肤。

【主治】原著未述。

【用法用量】将上药研极细粉，每晚睡前以蛋清调药面涂面部，第 2 天早晨洗去。

【方解】修道之人，不仅要有仙风道骨，也常是鹤发童颜，除了不断提高修行以增加自己的“功力”外，用一些中药驻颜亦是常规之举。以色补色是道医的治疗思想，因此采用白色的中药外用美白亦是常用的方法。白芷、细辛解肌肤表寒，畅通腠理；白术、茯苓利表湿，除湿气；白果仁润肤美白；白及解毒消肿，消腠理毒邪；白丁香消肌表热毒；白附子祛风通络，除表邪；甘松、白蔹清热解毒，消肿止痛。诸药共用起到美白皮肤之功效。（湖北医药学院附属人民医院　时文远）

11. 补肾生发方

【组方】

熟地黄 30g　　当归 15g
川芎 12g　　白芍 12g
杜仲 12g　　枸杞子 15g
肉苁蓉 15g　　茯苓 15g
制何首乌 20g　　侧柏叶 20g
仙鹤草 20g　　黑芝麻 15g
墨旱莲 20g　　石斛 10g
炙甘草 6g

【来源】湖北医药学院附属人民医院　施斌。

【功效】补益肝肾，养血生发。

【主治】主治肝肾亏虚型脱发。临床症见脱发，失眠健忘，腰膝酸软，面色萎黄或苍白，纳差，伴头晕、神疲乏力等，舌质淡红，舌体胖大，苔薄白，脉沉细。

【用法用量】水煎服，日一剂，三餐后温服。

【方解】脱发一般为肝肾不足，营血不能荣养皮肤，以致毛孔张开，风邪侵入夹血燥生风致病。发为血之余，治疗该病必须从血辨证论治，脾胃为气血生化之源，肝主藏血，血畅流颠顶四末，濡养头发生长，全赖脾胃之气的生发和肝气的条达。方中熟地黄滋阴补血；当归补血养肝、和血调经；白芍养血柔肝和营；川芎活血行气、畅通气血，四味合用，补而不滞，滋而不腻，养血活血，有四物汤之意。黑芝麻性甘温，入脾、肺、肾经，具有健脾补肺固肾之功；制何首乌补肝补肾、生精补血，和侧柏叶合用，增加生发乌发的作用；枸杞性温甘甜，补益肝肾、补气血、明目；枸杞子和墨旱莲两味中药合用，既不燥热又不滋腻，起到滋补肝肾、养阴益精的作用；炙甘草调和诸药。

【点评】《黄帝内经》云："肾气衰，则发坠齿槁。"又云："足少阴，肾之经也，其华在发，冲任之脉，为十二经之海，谓之血海，其别络上唇口，若血不足，则气血衰弱，故发枯易落。"可见，若肾气充盛、经血充足，则上荣毛发，促进毛发生长，若肾气不足，则气血衰弱，故发枯易落。故脱发根本在于肾与精血，本方以血辨治，培补脾肾，养血生精，临床值得推广。（点评人：高磊）

12. 疏肝消斑方

【组方】

柴胡 10g	醋香附 12g
青皮 15g	炒蒺藜 15g
白芷 15g	当归 15g
川芎 15g	鹿角霜 10g
醋鳖甲 10g	皂角刺 15g
地黄 30g	牡丹皮 15g
浮萍 10g	桑白皮 15g

【来源】湖北医药学院附属人民医院　黄梅花。

【功效】疏肝理气，解郁调经。

【主治】肝郁血瘀型黄褐斑，症见急躁易怒，胸胁胀痛，痛经或经期延长，经血紫暗有血块，舌质紫斑，脉弦涩。

【用法用量】水煎服，日一剂，三餐后温服。

【方解】肝失条达，气机郁结，郁久化火，灼伤阴血，血行不畅，不能上荣于面，可导致颜面气血失和。方中柴胡疏肝解郁，香附理气疏肝，共为君药。青皮、当归、川芎、地黄、皂角刺理气活血，通络化瘀，诸药合用共为臣药，增其行气通络、活血化瘀消斑之效。白芷、鹿角霜温阳走散而上行，为佐药；浮萍、桑白皮清热解表、活血利水，为使药。纵观全方，诸药合用共奏疏肝理气、活血化瘀、美白消斑之功。

【点评】《灵枢·经脉》曰："血不流，则髦色不泽，故其面黑如漆紫者，血先死。"《难经·二十四难》亦有"脉不通，则血不流。血不流，则色泽去。故面黑如熏”的记载。血之源头在于气，气行则血行，气滞则血瘀。若肝失疏泄，气机不调，必然影响气血的运行。如气机阻滞，气滞则血瘀，则“面黑”，治以活血通络，疏肝理气。本方活血化瘀，疏肝解郁，使木气冲和条达，不致遏郁，则血脉得畅，斑自消矣。（点评人：高磊）

13. 黄龙苦柏醋方

【组方】

地龙 10g	大黄 10g
白鲜皮 30g	黄柏 30g
苦参 30g	花椒 30g

【来源】湖北医药学院附属人民医院　徐凤玉。

【功效】清热祛湿，祛风止痒。

【主治】手足皮疹、瘙痒，或脱屑、硬结。

【用法用量】（白）醋泡 24h 后使用。外用涂抹，一天 3 ～ 5 次。15 天为 1 个疗程。

【方解】方中花椒、苦参清热燥湿为君药；白鲜皮清热祛风，地龙搜风除湿为臣药，助君药祛风除湿止痒；大黄清火利湿逐瘀为佐药，尤取其逐瘀之功，“血行风自灭”。白醋为佐使药，软化润燥，调和诸药。

【点评】夫内热外虚，为风湿所乘，则生皮疹。所以然者，肺主气，候于皮毛；脾主肌肉。气虚则肤腠开，为风湿所乘；内热则脾气温，脾气温则肌肉生热也。本方清热祛湿，祛风止痒，且苦参、白鲜皮、花椒等都是皮肤科常用药。（点评人：高磊）

14. 滋阴凉血方

【组方】

地黄 30g	玄参 30g
野菊花 15g	鸡冠花 15g
凌霄花 15g	玫瑰花 15g
红花 15g	月季花 10g
当归 10g	白芍 15g
麦冬 15g	地骨皮 9g
阿胶 9g	

【来源】湖北医药学院附属人民医院　袁朵。

【功效】凉血活血，疏风解毒，滋阴清热。

【主治】玫瑰痤疮，中医辨证为，肺胃热盛、阴虚火旺证。

【用法用量】水煎服，日一剂，三餐后温服。

【方解】玫瑰痤疮原称酒皶鼻（酒渣鼻），是一种临床常见的反复发作于面部隆凸部位的慢性、炎症性皮肤病，以女性多见。中医对于玫瑰痤疮的认识已久。该病根据临床表现和病因病机的不同可分为几种不同的证型，而临床又以肺胃热盛、阴虚火旺证最为多见。滋阴凉血方是在凉血五花汤及两地汤的基础上加减化裁而成，两地汤为名医傅青主的名方，功效为滋阴清热凉血，凉血五花汤是赵炳南先生的代表方之一，功效为凉血活血，疏风解毒。本方重用地黄、玄参为君，以养血滋阴；野菊花疏散风热、消肿解毒，鸡冠花凉血止血，凌霄花祛瘀通经、凉血祛风，玫瑰花行气解郁、活血散淤，红花活血化瘀，月季花活血调经、解毒消肿，此六花共为臣药；当归补血活血；白芍养血敛阴、柔肝缓急；麦冬养阴润肺、益胃生津、清心除烦；地骨皮清热凉血；阿胶滋阴补血；此五味为佐使药，诸药配伍具有良好的滋阴清热、凉血活血、疏风解毒之功效，临床用于肺胃热盛、阴虚火旺型玫瑰痤疮疗效较好。

【点评】凉血五花汤可凉血活血，疏风解毒，主血热发斑，热毒阻络所致盘状红斑性狼疮初期，风癣（玫瑰糠疹）、血风疮（多形性红斑）及一切红斑性皮肤病初期。两地汤用地骨皮、生地能清骨中之热。骨中之热，由于肾经之热，清其骨髓，则肾气自清，而又不损伤胃气，两者合用，此治之巧也。（点评人：高磊）

15. 凉血石膏汤

【组方】

生石膏 30g	白茅根 20g
金银花 15g	知母 10g
苦参 10g	牡丹皮 10g
地黄 10g	赤芍 10g
淡竹叶 10g	通草 10g
黄芩 10g	白鲜皮 10g
甘草 6g	

【来源】湖北医药学院附属人民医院　袁朵。

【功效】清热解毒，祛湿消肿，凉血祛瘀。

【主治】面部激素依赖性皮炎，中医辨证为湿热毒蕴型。

【用法用量】水煎服，日一剂，三餐后温服。

【方解】中医将面部激素依赖性皮炎归属于“面疮”“面痒”“面热”“面肿”“药毒”“粉刺”等范畴。中医认为激素类制剂辛燥、甘温，久用助阳化热、郁久伤阴，素体血分有热，伤阴耗血、损伤脉络、气营两伤、侵犯肌表。故而可以清热解毒、活血化瘀、通络之法治疗。凉血石膏汤主要包括生石膏、白茅根、金银花、知母、苦参、牡丹皮、地黄、赤芍、淡竹叶、通草、黄芩、白鲜皮、甘草等中药，其中生石膏可清热泻火、除烦止渴、收敛疮疡，此为君药；白茅根生津止渴、清热利尿、止血止呕；金银花清热解毒、疏散风热、凉血止痢，此两味为臣药；知母清热泻火、滋阴润燥；苦参清热燥湿、祛风杀虫止痒；牡丹皮清热凉血、活血化瘀；地黄清热凉血、养阴生津；赤芍清热凉血、散瘀止痛；淡竹叶清热泻火、除烦利尿；通草清热利水；黄芩清热燥湿、泻火解毒；白鲜皮清热燥湿、祛风解毒，此九味为佐药；甘草清热解毒、补脾益气，调和诸药；诸药共行清热解毒、祛湿消肿、凉血祛瘀等功效，可较好改善湿热毒蕴型面部激素依赖性皮炎患者的病症。

【点评】《疡医大全》有云："肺风，粉刺、酒渣鼻、酒刺，属脾经，此四名同类，皆由血热郁滞不散。又有好饮者，胃中糟粕之味，熏蒸肺脏而成。经所谓有诸内形诸外，当分受于何经以治之。"长期使用糖皮质激素类药物后，体内积聚大量药毒，进入肌表，毒热蕴结，"药毒"之邪壅滞于皮肤、脉络、肌肉，营卫失和，营血壅滞，毒邪无以找出路，发于面部，则为面部皮炎。本方以石膏为名，因石膏性凉而能散，有透表解肌之力，为清阳明胃腑实热之圣药，无论内伤、外感用之皆效，即他脏腑有实热者用之亦效，寒能清热降火，辛能发汗解肌，甘能缓脾生津止渴。合用他药，可凉血解毒，养阴润燥。（点评人：高磊、张榆雪）

16. 解郁四物汤

【组方】

柴胡 15g	当归 30g
川芎 15g	白芍 15g
熟地黄 30g	郁金 15g
石菖蒲 15g	栀子 12g
酸枣仁（炒）30g	百合 25g
合欢皮 25g	甘草 10g

【来源】湖北医药学院附属人民医院　袁朵。

【功效】疏肝解郁，养血活血。

【主治】黄褐斑，中医辨证为肝郁血虚证。

【用法用量】水煎服，日一剂，三餐后温服。

【方解】中医将黄褐斑称为"蝴蝶斑""肝斑"，肝郁气滞、气血两虚型是黄褐斑常见的临床分型之一。女子先天以血为本，现代女性由于过度追求"白瘦美"，缺乏锻炼，饮食贪凉，故而血虚及血瘀为现代女性常见体质，加之工作、家庭、社会压力大，情志不舒、肝失条达，导致气血失和、阴血内伤，从而出现黄褐斑、月经不调、胸胁胀痛等症状。四物汤属于中医名方，被称为“妇科第一方”，四物汤是中医补血、养血经典方。方中熟地黄质润滋腻，为养阴补血要药，当归补血和血，与熟地黄相配伍，既能增强熟地黄滋阴补血之功，又能行营血之滞；白芍养血敛阴、柔肝缓急，与熟地黄、当归相协，既能加强滋阴补血之力，又可缓急止痛；川芎活血行气，既加强当归活血之力，又使诸药补血而不滞血。四物汤中四味药补血配活血，动静相伍，补调结合，补血而不滞血，行血而不伤血。解郁四物汤为自拟方，方中柴胡具有清热、镇静、和解表里、疏肝解郁的功效，可以缓解患者的不良情绪；郁金配伍石菖蒲具有行气化瘀、清心解郁、活血止痛之功；栀子泻火除烦、清热利湿、凉血解毒；酸枣仁养心补肝、宁心安神；百合养阴润肺、清心安神；合欢皮安神解郁、活血消痈；甘草调和诸药。诸药合用具有滋阴养血活血、疏肝理气解郁之功效，可以很好地改善黄褐斑患者的不良情绪，长期服用具有淡化黄褐斑、濡养面部肌肤的功效。

【点评】黄褐斑在中医多属“黧黑斑”“面尘”“面皯”范畴，《外科证治全书·面部证治·面尘》中谓：“面尘面色如尘垢，日久煤黑，形枯不泽，或起大小黑斑，与皮肤相平。”《黄帝内经》云：“肝足厥阴之脉，是动病甚则嗌干，面尘脱色。”又云：“胆足少阳之脉，是动病甚则面微有尘。”可见黄褐斑需从养肝补血活血论治，本方以四物汤为基础，合用诸疏肝解郁之品，可疏肝解郁、养血活血，血气荣润于脸，则斑自消矣。（点评人：高磊、张榆雪）

17. 凉血止痒方

【组方】

柴胡 12g	黄芩 12g
蒲公英 20g	连翘 12g
紫草 15g	地骨皮 30g
牡丹皮 20g	茯苓皮 20g
地肤子 30g	五味子 15g
炒蒺藜 20g	地黄 15g
水牛角 30g	白茅根 30g
甘草 15g	

【来源】湖北医药学院附属人民医院　穆迎涛。

【功效】清热凉血，祛风止痒。

【主治】结节性痒疹，痒疹色红，遇热、风瘙痒加重，舌红，苔黄，脉滑。

【用法用量】水煎，日一剂，分 3 次温服。

【方解】黄芩清上焦火、牡丹皮凉血活血、地肤子祛风止痒，共为君药；

柴胡、蒲公英、连翘清热解毒，紫草、地骨皮、五味子、地黄、水牛角、白茅根清热凉血，为臣药；炒蒺藜、茯苓皮祛风止痒，为佐药；甘草调和药性，现代药理研究证明其有抗过敏止痒作用，为使药。

18. 祛痘方

【组方】

黄芩 15g	枇杷叶 10g
连翘 20g	赤芍 20g
薏苡仁 30g	桑白皮 12g
益母草 30g	甘草 6g
皂角刺 15g	白花蛇舌草 30g

【来源】湖北医药学院附属人民医院　穆迎涛。

【功效】清热解毒，软坚散结。

【主治】痤疮，皮疹红热，疼痛或有脓疱，舌尖红，苔薄黄。

【用法用量】水煎，日一剂，分 3 次温服。

【方解】颜德馨教授指出：痤疮多由肺经风热熏蒸而来，除此还有胃肠湿热、脾失健运、冲任不调等病因。本方黄芩、枇杷叶、桑白皮、连翘清上焦热，为君药，主治肺经热；薏苡仁健脾胃祛湿，益母草活血调经，清热解毒，调和冲任，赤芍、皂角刺活血化瘀、软坚散结，有助于痤疮结节消散，为臣药；白花蛇舌草清热解毒，主治痈肿毒疮，为佐药；甘草清热解毒兼有调和诸药作用，为使药。

【随证化裁】如皮疹结节大而坚，色暗，瘀积明显，加桃仁、红花、牡丹皮加强活血化瘀、软坚散结的作用；如皮疹脓疮明显，加金银花、蒲公英等清热解毒的药物。

19. 赤芍地黄汤

【组方】

地黄 15g	牡丹皮 15g
赤芍 15g	白茅根 20g
玄参 12g	麦冬 15g
南沙参 20g	虎杖 15g
白花蛇舌草 15g	枳壳 10g
陈皮 10g	刺蒺藜 10g
蜂房 10g	忍冬藤 20g
薏苡仁 30g	青蒿 15g
茯苓 20g	大青叶 15g

板蓝根 30g　　夏枯草 15g

【来源】湖北医药学院附属人民医院　田书芳。

【功效】清营解毒，凉血利湿。

【主治】营血分热毒内盛证，西医为银屑病，症见皮肤红斑鳞屑，瘙痒难忍，夜寐差，纳差，手足心热，舌红，苔黄，脉数。

【用法用量】水煎，日一剂，分 3 次温服。

【方解】《景岳全书》中载“火盛则迫血妄行”，君药地黄、牡丹皮、白茅根、青蒿清营血分热；热毒内盛，发为皮肤瘙痒，臣药大青叶、板蓝根、虎杖、白花蛇舌草、忍冬藤清热解毒；热毒为阳邪，易伤阴液，方用玄参、麦冬、南沙参养阴清热；脾胃为后天之本，防苦寒之品伤脾胃，方用枳壳、陈皮、茯苓健脾利湿；佐药刺蒺藜平肝解郁，蜂房消肿止痛。

【随证化裁】痒重者，可加地肤子 15g、白鲜皮 15g；湿重者，可加法夏 15g、厚朴 15g；便秘者，可去枳壳，加火麻仁 30g、大黄 15g（后下）。

【注】刺蒺藜应为炒蒺藜。

20. 化斑汤

【组方】

紫草 10g　　丹参 12g
仙鹤草 15g　　白鲜皮 12g
牡丹皮 12g　　地黄 12g
蝉蜕 10g　　防风 9g
浮萍 12g　　麦冬 12g
金银花 12g　　连翘 12g
白茅根 15g　　茜草 10g
甘草 6g　　党参 12g

【来源】湖北医药学院附属人民医院　杨文昊。

【功效】疏风凉血消癜。

【主治】过敏性紫癜。症见皮肤散在紫癜，局部瘙痒，五心烦热，可有腹痛、关节疼痛等不适，食欲可，舌质淡红苔白，脉细涩等。

【用法用量】水煎服，日一剂，三餐后温服。

【方解】丹参、牡丹皮、紫草清热凉血，活血化瘀，可预防和治疗血管内瘀血；金银花、连翘清热解毒；茜草、白茅根、仙鹤草止血不留瘀；党参、地黄、麦冬能补血健脾益气，扶正以祛邪；蝉蜕、防风、白鲜皮、浮萍疏风清热，有较强脱敏的作用。

【点评】中国老中医药专家学术经验继承指导老师裴学义教授认为，过敏性紫癜的本质为湿热交织、耗血动血之象，病位主要责之肺、脾、肾，病因可归为风、热、湿（毒）、瘀、虚五方面。裴学义教授认为紫癜的发生多属于温病后期，湿热毒邪未尽，蕴郁血分，伤及经络，迫血妄行而致，属湿热、血证范畴。治疗上以清热祛湿凉血为主， 此方凉血消瘀，凉而不寒，标本兼治。（点评人：高磊）

21. 芩楼清利汤

【组方】

黄芩 15g	重楼 15g
地黄 15g	栀子 15g
土茯苓 15g	白鲜皮 10g
槐花 10g	丹参 10g
海桐皮 10g	牡丹皮 10g
地肤子 8g	苦参 6g
甘草 6g	

【来源】湖北医药学院附属人民医院　涂焱华。

【功效】清热祛湿，消风止痒。

【主治】湿热型湿疹。症见周身起疹、瘙痒无休、身热心烦、口渴烦饮、大便干结、小便短赤；舌红苔黄腻，脉滑数或弦数。

【用法用量】水煎服，日一剂，三餐后温服。

【方解】中医将湿疹归属于湿疮、湿毒疮、浸淫疮等范畴，《素问·至真要大论》记载："诸痛痒疮，皆属于心。""诸湿肿满，皆属于脾。"湿疹的发病与心、脾相关。湿疹湿热证病机在于先天禀赋不足，后天失养，饮食不节伤及脾胃，脾失健运则湿热内生。芩楼清利汤中黄芩清热燥湿、泻火解毒；重楼可清热解毒、消肿止痛、凉肝定惊；地黄养阴生津、清热凉血；栀子泻火解毒、消肿止痛；土茯苓解毒除湿、通利关节；白鲜皮、海桐皮清热祛湿、疏经通络；丹参活血祛瘀，槐花清肝泻火；牡丹皮凉血活血，地肤子及苦参解毒杀虫，甘草缓急和中、益气、调和诸药。本方诸药共行清热解毒、消肿止痛、凉血止痒之功。

【点评】浸淫疮，是心家有风热，发于肌肤。初生甚小，瘙痒无时，蔓延不止，抓津黄水，浸淫成片。《黄帝内经》云："岁火太过，甚则身热，肌肤浸淫，此由心火、脾湿受风而成。"夫水湿之气入人身之内，则人气熏蒸，必变为热，湿热相合，内必生虫，故初起之时微痒者，正虫之作祟，非止气血之不和也。治之法，必须以祛湿为主，而少加杀虫之味，则愈病甚速，转不必解其热也，盖湿解而热自散。本方以大队清热燥湿之品，辅以地肤子、苦参等杀虫之味，共行清热解毒、凉血止痒之功。（点评人：高磊）

22. 脚气（脚癣）及手癣方

【组方】

白矾 20g　　苦参 60g
黄柏 30g　　白鲜皮 30g
蛇床子 30g　　板蓝根 30g
蒲公英 30g　　紫花地丁 15g

【来源】湖北医药学院附属人民医院　陈静。

【功效】清热解毒止痒。

【主治】各种脚癣及手癣。

【用法用量】加水 3 500mL 浸泡 30min，煎 30min 后泡脚，每晚 1 次，一般 7 天左右即愈。

【方解】方中白矾、蛇床子、白鲜皮解毒杀虫止痒共为君药；苦参、黄柏、板蓝根、蒲公英、紫花地丁清热解毒，凉血止痒为臣药。

【点评】癣总由风热湿邪，侵袭皮肤，郁久风盛，则化为虫，是以瘙痒之无休也。此由风湿毒气与血气相搏，凝滞而为此疾也。著名中医外科专家白郡符教授认为，癣证以腠理虚而不固为本，外感风、寒、湿、虫之邪为标，诸邪气折于气血，导致血气涩滞，进而发病。宜选疏风除湿、解毒杀虫、生肌养血之品。本方用苦参、白鲜皮、蛇床子、蒲公英、紫花地丁等清热燥湿、解毒杀虫之药，按中医辨证治疗，可获奇效。（点评人：高磊）

23. 黄精首乌醋方

【组方】

黄精 50g　　何首乌 50g

【来源】湖北医药学院附属人民医院　黄骏。

【功效】扶正解毒。

【主治】足癣。

【用法用量】碾碎，加入陈醋 300mL，连同容器置入 60 ～ 80℃热水中，加温 6 ～ 8h 后，取出备用。每日先用温水洗脚，早、中、晚用棉签（球）蘸药醋，涂搽患处 1 次，15 天为 1 个疗程。

【方解】黄精益气扶正；何首乌解毒，消痈，润肠通便，可用于瘰疬疮痈，风疹瘙痒。

24. 四物汤合二至丸加减方

【组方】

熟地黄 15g　　当归 15g
赤芍 30g　　牡丹皮 20g

香附 12g	蝉蜕 12g
浮萍 15g	枸杞子 20g
女贞子 20g	墨旱莲 30g
丹参 30g	甘草 10g

【来源】湖北省十堰市中医医院　朱名宸。

【功效】补养肝肾，祛瘀消斑。

【主治】用于肝郁肾虚，瘀血阻络所致的黄褐斑。症见两颧骨部、鼻部、额部及脸颊处现淡褐色至深褐色色素沉着斑，斑块成片状或者不规则状，边缘清晰，无突起，斑块常呈对称性分布。

【用法用量】水煎服 450mL，分早中晚 3 次饭后温服。

【方解】黄褐斑，学名“藜斑”，俗称“雀斑”“色斑”。朱名宸认为该病多发于妇女，与妇女月经密切相关，多是脏腑气血功能失调所致，故黄褐斑应归属于妇科杂病的范畴。同时，该病多责之于肝、肾两脏，一方面肝气郁结，郁久化火，瘀血阻络，导致颜面部气血失和而发为黄褐斑；另一方面，当肾气亏虚、肾阴不足时，肾之本色外显于颜面部亦致黄褐斑。根据整体观念自创了祛斑方，方中熟地黄、当归、赤芍、香附共用，奏养血活血、疏肝理气之效，可调和全身之气血；枸杞子、女贞子滋补肝肾，调节脏腑功能，从肝肾二脏论治，抓住患病之根本，更能达到立竿见影之效；丹参为妇科常用药，此处具有活血消斑，理血调经之效，消斑的同时调理月经，兼顾面更广；蝉蜕、浮萍二药作为引经药同用，祛风直达阳明面部，全方共奏活血、补养肝肾、祛瘀消斑之功，从本论治，黄褐斑得以消退。

25. 加味逍遥汤

【组方】

柴胡 15g	川芎 10g
当归 10g	枳实 10g
郁金 15g	桃仁 10g
红花 10g	赤芍 15g
白术 15g	茯苓 20g
牡丹皮 15g	白芷 12g
山药 20g	车前子 15g
薏苡仁 30g	熟地黄 30g
泽泻 15g	

【来源】湖北省竹山县中医医院　吴庆斌。

【功效】疏肝理气，凉血活血，健脾祛湿，化瘀消斑。

【主治】肝郁脾虚、气滞血瘀所致的妊娠斑、黄褐斑。症见面部斑成褐色，弥漫分布，烦躁失眠或经前乳房胀痛，经色暗有血块、痛经、赤白带下，口干，舌红、苔少，脉弦细。

【用法用量】一剂加水500mL，浸泡半小时，取中火煎1h，取汁，再加水400mL煎45min取汁，两次药汁合兑，每次200mL温服，日3次。

【方解】本方以逍遥散和桃红四物汤加减而用，柴胡疏肝解郁，使肝气条达，为君药；当归、川芎、赤芍、熟地黄活血行气，养血柔肝，使肝血得养，为臣药。佐以白术、茯苓、山药补气健脾，使脾气健运，肝不乘脾，则能生化气血。辅以桃仁、红花、郁金、枳实、牡丹皮活血化瘀，行气消滞，车前子、薏苡仁、泽泻、白芷实脾以祛湿浊。诸药合用，使肝郁得解、血瘀得散、血虚得补、脾虚得健，则诸症可愈。

【随证化裁】素体虚寒患者去牡丹皮、赤芍，加桂枝，气血亏虚加炙黄芪，失眠多梦加首乌藤。

【特别注意】本方需在专业医师的辨证指导下使用。

26. 民间扁平疣方

【组方】

生香附子100g　木贼100g
鸦胆子100g

【来源】湖北省十堰市郧阳区城关镇民间中医爱好者　孟承伟。

【功效】清热解毒，散结消瘀。

【主治】外治用于扁平疣。

【用法用量】去上述方药粉碎，水煎。将扁平疣擦破，以无菌纱布蘸水煎液敷于患处。

【方解】扁平疣，中医称“扁瘊、瘊子”，认为是外感风热之毒，肝火内动而生，西医认为扁平疣是人类乳头瘤病毒（HPV）感染而致。香附子调经止痛、疏肝解郁；木贼凉血止血、疏风清热；鸦胆子清热解毒；三药联用共奏清热解毒、散结消瘀之功效。

27. 祛风解毒汤

【组方】

当归15g　地肤子20g
赤芍15g　白鲜皮20g
白芷10g　蒲公英15g
黄连10g　炒蒺藜20g
紫草20g　炒薏苡仁30g

炙甘草 10g　　紫花地丁 15g

【来源】湖北医药学院附属人民医院　陈峰。

【功效】清热利湿，祛风止痒。

【主治】因湿热累积，余火上涌，集内外风湿邪热浸淫肌肤而致的湿疹。症见皮损潮红灼热，瘙痒难忍，渗液，伴身热、心烦口渴，大便干、小便短赤，舌质红，苔薄白或黄，脉滑或数。

【用法用量】水煎服，日一剂，三餐后温服。

【方解】本方以地肤子、白鲜皮为君药，两药具有清热利湿、祛风止痒之功效。当归、赤芍具有补血、活血，散瘀止痛之功效，炒蒺藜、白芷具有祛风止痒之功效，四药共用可加强君药祛风止痒之功效，共为臣药；蒲公英、黄连、紫花地丁清热解毒，炒薏苡仁利水渗湿、解毒散结，可解蕴于肌肤之热毒，共为佐药；炙甘草药性平和，既能调和药性，又具缓急止痛、解毒之功效，在方中为使药。此方在使用清热利湿，祛风止痒药物的同时，运用活血祛瘀之剂，取其“治风先治血，血行风自灭”之意，再加用清热解毒之剂，对于湿热累积，风火浸淫的急性湿疹效果尤佳。

九、痹证方药

1. 石斛散

【组方】

石斛 10 分	牛膝 2 分
附子 4 分	杜仲 4 分
柏子仁 3 分	石龙芮 3 分
芍药 3 分	松脂 3 分
云母粉 3 分	山茱萸 3 分
泽泻 3 分	萆薢 3 分
菟丝子 3 分	防风 3 分
细辛 3 分	桂心 3 分

【来源】原文按此方摘自《正统道藏》卷六十第三十。此处方名、组成、主治、用法引自尚儒彪著《道教医药坎卦秘方》，原文刊于《武当》2004 年 1 期 56 页。

【功效】原文未述。

【主治】大风四肢不收，不能自反复，两肩疼痛，身重胫急，筋肿不能行，时寒时热，足软如刀刺痛，身不能自任，此皆因饮酒中大风，露卧湿地，寒从下入腰，腰以下冷而无力，精虚阳痿，玉茎不能举起，此方除风轻身，益气明目，强阴补肾，令人有子。

【用法用量】将上药如法炮制，共研细末，筛酒服方 7 分，日再阳不起，倍菟丝子、杜仲；腹中痛，倍芍药；膝中痛，倍牛膝；背痛，倍萆薢；中风，倍防风；少气，倍柏子仁；不能行，倍泽泻；随病所在倍 3 分，亦可以枣肉为丸，如梧桐子大，酒服 7 丸，每日 2 次。

【方解】本方所治之证，近于通常的痹证，所用药物也多以治疗风寒痹证方药为主。牛膝、杜仲、山茱萸、菟丝子配伍可补肝肾，强腰膝，健体魄；石龙芮、防风、芍药、 松脂、云母粉配伍祛风除痹止痛，荡涤外邪；细辛、桂心、附子温阳散寒通脉，使体内阳壮气盛，温煦全身；萆薢、泽泻淡渗利湿，湿去则寒不留恋，邪不再犯，也是治本要点所在。《药品化义》认为泽泻具有“除湿热，通淋浊，分消痞满，透三焦蓄热停水，此为利水第一良品”。石斛、柏子仁养阴除热，即可避免祛风除湿药伤及阴液，又可平衡人体阴液，与温阳药相应，以求阴平阳秘，使身体恢复健康。本方之所以冠名石斛散，推测可能因本方中有石斛，而石斛是道家九大仙草之首，故方名以石斛散著之。（湖北医药学院附属人民医院　时文远）

【点评】《黄帝内经》曰：“肉不坚，腠理疏，则善病风。”以气虚为主，纵有风邪，亦是乘虚而袭，即“邪之所凑，其气必虚”是也，岂寻常药饵能通达于上下哉？本方以诸温肾壮阳之品为斩关夺旗之将，再以他药驾驱其邪，而补助真气，更用石斛益精强阴，暖水脏，平胃气，补虚劳，壮筋骨，疗风痹脚弱，诸药并用，可滋其化源，此根阳根阴之至论也。（点评人：高磊、张榆雪）

2. 寄活止痛汤

【组方】

桑寄生 30g　　续断 30g
杜仲 15g　　全蝎 12g
蜈蚣 2 条　　乳香 12g
没药 10g　　醋延胡索 15g
独活 20g　　伸筋草 20g
甘草 10g

【来源】湖北医药学院附属人民医院　徐桃桃。

【功效】补肾健骨，通络止痛。

【主治】腰骶酸胀疼痛，遇劳加重，或腰膝酸软，肢麻、疼痛，舌质暗红，苔白腻，脉弦细。

【用法用量】水煎服，日一剂，三餐后温服。

【方解】方中桑寄生、续断、杜仲祛风湿、强筋骨共为君药；全蝎、蜈蚣走窜通络，乳香、没药活血止痛为臣药，助君药活血通络止痛；独活尤善治下肢痹痛，合伸筋草除湿止痛、舒经活络，共为佐药；醋延胡索行气止痛，甘草缓急调和，诸药为佐使药。

【随证化裁】若兼便秘，可加肉苁蓉、酒大黄；若肢体麻木明显，可加天麻、鸡血藤；若口干明显，可加白芍、地黄。

3. 活血除痹汤

【组方】

丹参 18g　　白芍 12g
煅龙骨 15g　　三七 9g

降香 9g　　　　炙甘草 5g

【来源】湖北医药学院附属人民医院　李旭峰。

【功效】活血散瘀，行气止痛。

【主治】脊柱或四肢损伤所致气滞血瘀引起的疼痛，如腰椎间盘突出症、急性腰扭伤、颈椎病、骨折术后疼痛等（特别适用于长期慢性疼痛伴焦虑者）。

【用法用量】水煎服，日一剂，三餐后温服。

【方解】丹参专入血分，具有活血祛瘀、除烦安神、消肿止痛功效；三七可散可收，具有祛瘀止血、消肿定痛功效，既能止血，又能活血散瘀，为主血良药，与丹参同用加强活血散瘀止痛功效，同为君药；白芍养血柔肝、缓急止痛；降香化瘀止血、理气止痛，白芍与降香同用既加强化瘀止痛功效，同时祛邪不留瘀，为臣药；煅龙骨镇静安神、生肌敛疮止血，辅助肌肤再生，同时与丹参合用安神，为佐药；炙甘草和中缓急、调和诸药，为使药。诸药共奏活血散瘀、行气止痛之功。

4. 祛湿通痹汤

【组方】

车前子 15g　　　　地黄 15g
威灵仙 15g　　　　伸筋草 10g
泽兰 10g　　　　泽泻 10g
绵萆薢 10g　　　　牛膝 10g
牡丹皮 10g　　　　赤芍 10g
地龙 12g　　　　甘草 6g

【来源】湖北医药学院附属人民医院　李旭峰。

【功效】舒筋通络，祛风除湿，活血止痛。

【主治】痛风（急性发作或缓解期）、风湿痹痛、筋脉拘挛等。

【用法用量】水煎服，日一剂，三餐后温服。

【方解】痛风之名见《格致余论》。中医又称痛风为“痛痹”“历节风”等，其急性期发作多因过食膏粱厚味，湿热内蕴，兼外感风寒湿邪，致血脉瘀阻，经络凝闭，气血运行不畅而致疼痛。方中车前子利尿渗湿，泽兰、泽泻、绵萆薢利水渗湿，小便利则湿去，湿去则痹除，共为君药；威灵仙、伸筋草祛风湿、通经络；地黄、牡丹皮、赤芍凉血活血，共为臣药；牛膝凉血活血、消肿止痛，同时牛膝可引药直达病所；地龙可通络引经、利尿，与牛膝同为佐药；甘草调和诸药，为使药。诸药共奏清热利湿、活血通络之效。

【点评】《格致余论·痛风论》记载：“痛风者，大率因血受热，已自沸腾，其后或涉冷水，或立湿地，或扇风取凉，或卧当风，寒凉外抟，热血得寒，汗浊凝涩所以作痛，夜则痛甚，行于阴也。”国医大师王琦认为痛风之病机为患者自身体质偏颇，终致湿热痰瘀结聚，阻滞经络气血运行，浊毒停积于筋骨关节，并提出治法为祛风通络，清热除湿，祛痰化瘀以祛浊毒。本方清热除湿，祛风通络，活血止痛，贴合病机。此外根据王琦的经验，可因人制宜改善患者的偏颇体质，并合用四妙勇安汤，古方新用，据病情灵活加减用药，临床效果更为显著。（点评人：高磊、张榆雪）

5. 类风湿汤

【组方】

熟地黄 30g　黄芪 30g
白术 24g　白芥子 15g
鹿角霜 15g　乳香 9g
没药 9g　牛膝 18g
当归 15g　川芎 18g
川乌 9g　草乌 9g
羌活 15g　独活 15g
蜈蚣 3 条　甘草 6g
威灵仙 30g

【来源】湖北医药学院附属人民医院　杨文昊。

【功效】宣痹胜湿，通络止痛。

【主治】类风湿性关节炎。症见关节肿胀疼痛，伴晨僵，多喜暖怕冷，食欲可，舌质红苔白腻，脉弦等。

【用法用量】煎水 500mL，取汁 300mL，日一剂，三餐后温服。

【方解】熟地黄、当归补气血，黄芪、鹿角霜补益阳气，强筋壮骨；白术健脾祛湿；川乌、草乌温经散寒止痛；羌活、独活祛风除湿；乳香、没药、川芎、牛膝活血止痛；蜈蚣搜剔寒湿瘀毒；威灵仙舒筋活络；白芥子祛痰散结；甘草调和诸药。

6. 颈安汤

【组方】

葛根 15g　鸡血藤 30g
当归 15g　川芎 15g
丹参 15g　黄芪 30g
续断 15g　羌活 12g
白芍 15g　牛膝 15g
鹿角霜 15g　骨碎补 12g

桂枝 12g　　　　蜈蚣 2 条
土鳖虫 12g　　　甘草 6g

【来源】湖北医药学院附属人民医院　杨文昊。

【功效】活血化瘀，通络止痛。

【主治】颈椎病。症见颈部活动受限，颈部胀痛，手指麻木不适，食欲可，舌质淡红苔白，脉弦等。

【用法用量】煎水 500mL，取汁 300mL，日一剂，三餐后温服。

【方解】葛根、鸡血藤解痉止痛；蜈蚣、土鳖虫逐瘀通络；当归、丹参、川芎活血化瘀；羌活、桂枝通经祛瘀；鹿角霜、牛膝、骨碎补、续断补肝肾、养精血；黄芪益气固表。

【点评】葛根量似不足。（点评人：高磊）

7. 坐骨神经痛特效药酒

【组方】

当归 30g　　　　川芎 30g
地龙 30g　　　　千年健 30g
地枫 30g　　　　肉桂 15g
海桐皮 15g　　　桂枝 15g
独活 15g　　　　麻黄 15g
鸡血藤 25g　　　地黄 45g
红花 25g　　　　牛膝 30g

【来源】湖北医药学院附属人民医院　陈静。

【功效】活血温经通络，祛风止痛。

【主治】风寒湿痹型腰痛及痛痹。

【用法用量】泡 50 度白酒 10 斤。7 天以后每次服 1 两，每天 2 次，一瓶即愈。

【方解】腰痛、坐骨神经痛及全身各关节疼痛性疾病均归属于中医“痛痹”，多由于风寒湿邪痹阻关节，导致经络不通，关节不利，久则生瘀；腰为肾之府，腰痛久了必伤肾。方中当归、川芎、红花、鸡血藤、海桐皮养血活血通络，地龙、桂枝、肉桂温经通络，共为君药；千年健、地枫、独活祛风除湿通络止痛，地黄制约诸药过度温热之性，共为臣药；麻黄使寒湿之邪从汗出于表，为佐药；牛膝补肾强腰，为使药。

【注】地枫：《中国药典》（2020 年版）为地枫皮。

【点评】夫宜通而塞，则为痛。痹之有痛，以寒气入经而稽迟，泣而不行也。河间云：“痹气身寒，如从水中出者，气血不行，不必寒伤而作，故治痛痹者，治宜通引阳气，温润经络，血气得温而宣流，则无壅闭矣，虽宜温散寒邪，尤要宣流壅闭也。”桂枝、肉桂温经通络；当归、川芎、红花、鸡血藤、海桐皮逐恶血而补血虚，行血破血，活血归经，搜风散瘀；牛膝能引诸药下行，筋骨痛风在下者必不可缺，诸药合用则温通并使，筋骨关节流利。（点评人：高磊、张榆雪）

8. 腰腿痹通胶囊

【组方】

人参 30g	当归 30g
杜仲 30g	独活 30g
桑寄生 60g	羌活 60g
威灵仙 60g	制草乌 60g
淫羊藿 90g	五灵脂 90g
透骨草 90g	木瓜 90g
追风草 90g	川芎 90g
牛膝 90g	鸡血藤 90g

【来源】湖北省十堰市武当山旅游经济特区医院　苏仁强。

【功效】活血化瘀，理气止痛，养筋健骨，除劳却烦。

【主治】腰椎间盘突出症，又称腰椎间盘纤维环破裂症或腰椎髓核脱出症。

【用法用量】研极细末，装胶囊，每粒胶囊含生药 0.5g。每次导引术后服 5 粒，2 周为 1 个疗程。

【方解】本病属中医“腰痛”“腰腿痛”“痹证”“腰脚痛”“腿股风”“腰痛连膝”范畴，其病症都与腰椎间盘突出症的病因病机及其病理变化具有不同程度的吻合，《黄帝内经》就有关于“硬脊痛”“腰椎痛”“腿股风”的记载。方中人参大补元气治劳伤虚损和痿痹，得当归活血止痛。当归补血养肝，通经止痛，肝藏血，主筋，肾藏精，主骨，精血互生，肝肾同源，养肝即是补肾；《本草正》谓：“其味甘而重故专能补血，其气轻而辛，故又能行血，补中有动，行中有补……大约佐之以补则补，故能养营养血，补气生精，安五脏，强形体，益神志。凡有形虚损之病，无所不宜。佐之以攻则通，故能祛痛通便，利筋骨，治拘挛、瘫痹、燥、湿等证。”杜仲补益肝肾，强筋健骨，具有降压利尿和镇静催眠的作用，可减轻神经根压迫；独活祛风胜湿，散寒止痛，《本草正义》称之“气味雄烈，芳香四溢，故能宣通百脉，调和经络，通筋骨而利机关，凡寒湿邪之痹于肌肉，着于关节者，必不可少之药”，同为主药。桑寄生补肝肾，强筋骨，除风湿，通经络；羌活、威灵仙、制草乌、淫羊藿、五灵脂、川芎、木瓜、透骨草、追风草均能祛风除湿，温经散寒，理气活血，共奏通痹止痛之功，用为辅佐；鸡血藤通络活血，理气化湿，牛膝既可补肝肾，强筋骨，又能引诸药直达病所，用以为使。

【点评】《黄帝内经》云："腰者，肾之腑，转摇不能，肾将惫矣。"《续方》腰痛评治：夫腰痛者，属乎肾也。审如是说，则知肾系于腰，腰主于肾，实人之一大关节也，血气流通则平，血凝气滞则痛，肾实则屈伸壮，肾虚则屈伸难，多因嗜欲过度，劳伤肾经，肾脏既虚，喜怒忧思，风寒湿毒得以伤之，遂致腰痛。又有堕坠闪脑，气凝血滞，亦致腰痛。因肾大虚而痛者，尤宜倍加滋阴补肾之剂，此方味滋腻可补精血，气雄烈可搜连理，又作胶囊长期服用，可填阳海而正脊柱，养阴血而柔筋骨。（点评人：高磊、张榆雪）

9. 甘姜苓术汤加减方

【组方】

甘草 10g	干姜 15g
茯苓 30g	白术 15g
独活 30g	牛膝 15g
桑寄生 20g	菟丝子 15g
淫羊藿 10g	

【来源】湖北省竹山县中医医院　蔡亮。

【功效】散寒除湿，温经通络。

【主治】腰部酸胀无力，腰部发凉而沉重，转则不利，俯仰不便，每逢阴湿天气疼痛加剧，遇寒加重，得热痛减，静卧痛不减，四肢困乏，膝软无力，舌淡红，苔薄白，脉沉紧。

【用法用量】水煎服，日一剂。

【方解】甘姜苓术汤来源《金匮要略》卷中，又名肾着汤。方中干姜辛热，甘草暖中，温里散寒，为君；白术、茯苓健脾利水为臣；甘草补气和中，调和诸药为佐使。笔者在验方基础上，加独活、牛膝祛风湿，利腰膝，引药入经。寒湿之邪，久病不愈，必伤肾阳，加桑寄生、菟丝子、淫羊藿以温肾散寒。

【点评】《黄帝内经》言骨痹不已，复感于邪，内舍于肾。仲景知湿邪不能伤肾藏之真，不过舍于所合。故以身重、腰冷等症为言，曰饮食如故，曰病属下焦，意可知矣。然湿土之邪，贼伤寒水，恐害两肾所主生气之原，关系尤大，故特举肾著一证，立方以开其痹著。《金匮要略》肾著之病，甘姜苓术汤主之，其为治疗寒湿证的基础代表方，可暖土胜湿，补土制水，散寒渗湿。又肾经虚则受风冷，内有积水，风水相搏，浸积于肾，肾气内着，不能宣通，故令腰痛。本方在经方基础上合用润肾益阳之药，可坚筋益骨，壮腰补膝。（点评人：高磊、

张榆雪）

10. 武当痛风散

【组方】

淫羊藿 5 分　　薏苡仁 5 分
川牛膝 5 分　　黄精 2 分
苍术 2 分　　独活 2 分
黄柏 1 分

【来源】湖北省十堰市中西医结合医院　李国臣。

【功效】清热除湿，活血止痛，益气通络。

【主治】用于治疗高尿酸血症以及痛风性关节炎属于湿热型者。

【用法用量】每次 6g，每日 3 次，口服。

【方解】本方活用四妙丸（苍术、黄柏、川牛膝、薏苡仁），清热除湿、活血降浊，在此基础上加独活引药下行、通痹止痛以治其标；淫羊藿益气温阳、祛湿强筋扶其正；黄精补气养阴、抗炎调脂防其变。诸药合用，共奏清热除湿，活血止痛，益气通络之功。

11. 颈肩舒筋汤

【组方】

葛根 30g　　桂枝 10g
白芍 15g　　生姜 10g
黄芪 30g　　玄胡 15g
当归 15g　　川芎 15g
赤芍 15g　　羌活 15g
威灵仙 15g　　甘草 10g

【来源】湖北省十堰市中医医院　杜学辉。

【功效】舒筋活络，散寒止痛。

【主治】用于治疗颈椎病、肩周炎等颈肩背部疼痛属风寒阻络、寒湿痹阻型。症见颈肩背部酸胀拘急疼痛、僵硬不舒，恶风恶寒，疼痛日轻夜重、遇寒加重，伴上肢放射痛、活动不利、手指麻木等。

【用法用量】水煎服，日一剂，三餐后温服。

【方解】方中葛根解肌散邪，生津通络，是为君药；桂枝散风寒而温经通痹；白芍养血和营、缓急止痛，与桂枝合用，调营卫而和表里，共为臣药；黄芪大补元气，可扶正以祛邪，又固表而避邪，使气旺以促血行，助诸药活血通络而不伤正；桂枝得黄芪益气而振奋卫阳；黄芪得桂枝，固表而不致留邪；生姜辛温，疏散风邪，以助桂枝之力。黄芪、生姜二味佐助臣药。而葛根、羌活善治头颈强痛，桂枝、威灵仙长于横通肢节、祛风通络，引诸药上至头颈、肩臂、手指，针对病因病机，药力直达病所。川芎、当归、赤芍、玄胡活血化瘀止痛，改善血液循环，祛除血脉瘀滞。此六味药针对兼症佐以治疗，同为佐药。甘草和中缓急，调和诸药，是为使药。诸药合用，达到舒筋活络、祛风散寒、通络止痛的作用。

【随证化裁】如寒湿较重，肢体关节重着酸痛，可加用乌头、麻黄、薏苡仁、苍术等；如伴上肢筋肉痉挛、麻木、僵痛不适，可加用桑枝、伸筋草、鸡血藤等；如伴头晕、头痛，可加用天麻、三七等。

【注】玄胡：《中国药典》（2020 年版）为元胡 / 延胡索。

12. 健腰通络汤

【组方】

杜仲 20g	菟丝子 20g
狗脊 15g	续断 15g
骨碎补 15g	五加皮 15g
千年健 15g	桑寄生 15g
独活 15g	当归 15g
川芎 15g	延胡索 15g
路路通 30g	鸡血藤 30g
牛膝 15g	

【来源】湖北省十堰市中医医院　杜学辉。

【功效】补肾健腰，通络止痛。

【主治】用于治疗腰椎间盘突出、腰椎骨质增生、第三腰椎横突综合征、腰肌劳损、急性腰扭伤等急慢性腰腿部疼痛，证属肝肾亏虚、瘀血痹阻。症见腰背部酸胀疼痛、痛有定处，痛处拒按，俯仰转侧不便，伴臀部及下肢放射痛、腰膝酸软、行走无力等。

【用法用量】水煎服，日一剂，三餐后温服。

【方解】方中杜仲、菟丝子补肾益阳强腰，是为君药；狗脊、骨碎补、续断补益肝肾、强筋健骨、活血止痛，共为臣药以加强治疗作用；五加皮、千年健强筋壮骨、祛风除湿，与杜仲同用，还能增强其补肾效果，起到佐助作用；桑寄生、独活补肝肾、祛风湿；当归、川芎、延胡索活血化瘀止痛；鸡血藤、路路通舒筋通络，解除筋肉痉挛，缓解腰腿疼痛症状。此九味药同为佐药。牛膝为引经药，补益肝肾、活血通络、引药下行，配伍独活改善下肢酸痛无力、关节不利症状，是为使药；诸药合用，达到补益肝肾、强筋健骨、祛风除湿、通络止痛作用。

【随证化裁】如腰腿疼痛较重，可加用乳香、没药、香附、三七等；如下肢酸胀、痉挛、麻木，可加用木瓜、伸筋草等；如下肢发凉、冷痛，可加用淫羊藿、肉桂等；如伴腹胀、便秘，可加用何首乌、肉苁蓉等。

【点评】《杂病源流犀烛·腰脐病源流》言："腰痛，精气虚而即客病也。"先天禀赋不足，或久病体虚，或年老体衰，或房事不节，以致肾之精气亏虚，无以濡养筋脉而发生腰痛。本方以大队益肾强腰之药，配以散瘀通络之品，可补髓填精，坚强筋骨，止腰疼痛。（点评人：高磊）

13. 四五解毒汤

【组方】

苍术 15g　　黄柏 20g
川牛膝 20g　　生薏苡仁 50g
金银花 50g　　紫花地丁 30g
天葵子 20g　　菊花 20g
蒲公英 30g　　白芍 30g
甘草 10g　　炙马钱子粉 0.1 ～ 0.2g（分 2 次冲服）
全蝎 10g

【来源】湖北省十堰市中医医院　高立珍。

【功效】清热燥湿，解毒活血，缓急止痛。

【主治】痛风性关节炎或其他痹证辨证属于湿热痹者。症见关节红肿热痛，舌质红苔黄腻，脉滑数者。

【用法用量】水煎服，日一剂，三餐后温服。

【方解】痛风性关节炎是由于嘌呤代谢紊乱及／或尿酸排泄减少引起组织损伤的一种疾病，属中医"痹证""历节风"范畴。其致病之邪多自内而生，主要由于患者饮食不节、嗜食肥甘厚味、酿湿生热、湿热蕴久成毒、流入关节、痹阻经络发为本病。方中以四妙散清热利湿，五味消毒饮清热解毒，白芍、甘草缓急止痛，马钱子味苦性寒，有毒，其"开通经络，透达关节之力实远胜于它药也"（《医学衷中参西录》），但马钱子服用量大后易引起头晕、舌麻、牙关发紧、甚则抽搐等，而全蝎具有熄风止痉的作用，恰好能消除以上症状，两药配伍，相反相成，不仅增强了马钱子的止痛作用，而且在一定程度上也制约了马钱子的毒副作用。本方能有效缓解临床症状，降低血尿酸水平。

【随证化裁】热盛加生石膏 40g；湿盛加萆薢 20g，土茯苓 30g；兼有瘀血者加丹参 30g，三七粉 9g（分 2 次冲服）。

【特别注意】马钱子的炮制至关重要，可采用张锡纯制法：将马钱子先去净毛，水煮两三沸后捞出，用刀将外皮刮净，浸热汤中，日暮各换汤一次，浸足三昼夜，取出，再用香油煎至纯黑色，擘开视其中心微有黄意，火候即到。用温水洗数次，以油气净尽为度（《医学衷中参西录》）。本药有剧毒，每日剂量不超过《中国药典》规定量。宜从小量开始，逐渐加至治疗量。对个别敏感者，用微量治疗为妥，如果出现心慌、头晕，牙关发紧，可以口服绿豆汤以解之，严重者要到医院救治。

【点评】《黄帝内经》论痹有云："其热者，阳气多，阴气少，病气胜，阳遭阴，故为痹热。"所谓阳遭阴者，腑脏经络，先有蓄热，而复遇风寒湿气客之，热为寒郁，气不得通，久之寒亦化热。严用和曰："痹证因体虚，腠理空疏，受之而成。逢寒则急，逢热则纵，随所受邪气而生证也。"《医学统旨》亦云："热痹者，脏腑移热，复遇外邪，客搏经络，留而不行，阳遭其阴，故瘰痹熻然而闷，肌肉热极，唇口反裂，皮肤色变。"本方以四妙散合用五味消毒饮清热燥湿，凉血解毒，更大胆运用马钱子，可见创造者心中把握之准确。马钱子一向为医家所畏用，因其有剧毒，如因误用，或服用过量，或炮制不得法，可引起呼吸麻痹而致死。然马钱子之药效卓著，用之得当，可以起重病，疗沉疴，功专散血热，通经络，消肿毒，非他药所能替代者。（点评人：高磊、张榆雪）

14. 养阴蠲痹汤

【组方】

地黄 30g	玄参 15g
麦冬 15g	石斛 30g
当归 15g	姜黄 15g
海桐皮 15g	鸡血藤 30g
鹿角 10g	全蝎 5g
陈皮 10g	

【来源】湖北省十堰市中医医院　高立珍。

【功效】养阴增液，蠲痹通络，活血止痛。

【主治】阴虚痹证。症见骨节疼痛，筋脉拘急，运动时加剧，口干心烦，或关节红肿灼痛，变形不能屈伸，昼轻夜重，大便干结，小便短赤，舌质红苔薄或少，脉弦细或细数者。

【用法用量】水煎服，日一剂，三餐后温服。

【方解】此类患者多素体阴虚或久用祛风除湿、香燥之品耗伤阴液所致。方中、地黄、玄参、麦冬、石斛养阴增液，濡润经脉，当归养血活血，姜黄、海桐皮、鸡血藤、全蝎祛风湿、通经络、止痹痛，鹿角温肾阳促进阴药的吸收，陈皮理气，防止诸阴药滋腻，阴液得充，经脉得养，则痹证自除。笔者以此方重用石斛，加蜈蚣、僵蚕、土鳖虫等虫蚁搜剔之品制成丸，药名之曰"石斛蠲痹丸”，治疗阴虚痹取得了较好的效果，是科室协定处方之一。

【随证化裁】肾阴虚甚者加龟板15g，鳖甲15g；痛甚者加延胡索30g，酸枣仁30g；腹胀者加砂仁10g，莱菔子15g；大便稀，易腹泻者加葛根30g，炒白术10g。

【点评】景岳谓：“诸痹皆在阴分，总由真阴衰弱，精血亏损，而三气得以乘之，阴邪留滞，故经脉为之不利。”本方以增液汤加石斛大补真阴，以鹿角阳中求阴，以诸血药滋润滑泽，化瘀生新，再以全蝎搜风剔络，可滋阴补虚，血活痹开。（点评人：高磊）

15. 二仙蠲痹汤

【组方】

仙茅10g	淫羊藿20g
杜仲30g	狗脊20g
黑顺片10g	桂枝10g
羌活15g	独活15g
防风10g	当归15g
鸡血藤30g	络石藤20g
川芎10g	砂仁10g
白豆蔻10g	

【来源】湖北省十堰市中医医院　赵和平。

【功效】温阳散寒，祛风除湿。

【主治】风寒湿痹偏于肾阳虚者。症见肢体关节冷痛，局部肿胀，屈伸不利，关节拘急，局部畏寒，得寒痛剧，得热痛减，皮色不红，舌胖，舌质淡暗，苔白腻或白滑，脉弦缓或沉紧。

【用法用量】水煎服，日一剂，三餐后温服。

【方解】《灵枢·百病始生》说：“风雨寒热不得虚，邪不能独伤人。卒然逢疾风暴雨而不病者，盖无虚，故邪不能独伤人。”《素问·评热病论》云：“邪之所凑，其气必虚。”对于痹证而言，其气必虚主要指卫气虚。“脾为卫之主，肾为卫之根”，卫气虽源于脾胃，而实根于肾阳。临床每易见肾阳不足，命门火衰之人患风寒湿痹。故温补肾阳乃治本之举，祛风散寒除湿仅为治标耳！方中以仙茅、淫羊藿、杜仲、狗脊、黑顺片温壮肾阳，兼以散寒除湿。羌独、防风祛风散寒除湿，配用当归、鸡血藤等养血活血之品，其用意有三，一为痹者闭也，诸邪痹阻经络，气血运行不畅每易致瘀，现代研究也发现，痹证早期即存在微循环障碍；二为寓有“治风先治血，血行风自灭之意”；三可制约诸般热药之燥性，以防过用耗伤阴血。

【随证化裁】关节冷痛甚者加制川乌8g（先煎1h）；湿盛加炒薏苡仁30g，土茯苓30g；兼有瘀血者加三七粉9g（分2次冲服）。

【特别注意】附子宜先煎半小时。

【注】白豆蔻：《中国药典》（2020年版）为豆蔻。

16. 河车骨痹汤

【组方】

紫河车10g	狗脊30g
杜仲30g	骨碎补20g
炙龟板20g	山萸肉20g
金钗石斛30g	延胡索30g
全蝎10g	炮山甲3g（研面分2次冲服）
僵蚕10g	白芥子10g
鸡血藤30g	砂仁10g
白豆蔻10g	焦白术15g

【来源】湖北省十堰市中医医院　赵和平。

【功效】补肝肾，强筋骨，化痰瘀，止痹痛。

【主治】顽痹、久痹属肝肾精血亏虚，痰湿瘀血痹阻经络者，症见关节肿大变形，皮温不高，舌质淡红苔白。

【用法用量】水煎服，日一剂，三餐后温服。

【方解】顽痹、久痹的病机主要是肝肾精血亏虚，痰湿瘀血痹阻经络。故常以滋补肝肾，强筋壮骨治其本，化痰逐瘀通络治其标。方中紫河车为血肉有情之品，能大补精血，其补益作用远胜于他药。狗脊、杜仲、骨碎补温补肾阳，炙龟板、山萸肉、金钗石斛滋补肝肾之阴，充分体现了张景岳“善补阳者，必阴中求阳，则阳得阴助而生化无穷；善补阴者，必于阳中求阴，则阴得阳升而泉源不竭”的思想。痹证日久，邪气久羁，深入经髓骨骱，痰瘀痹阻，经脉不达，即所谓“久病入络”“久痹多瘀”。轻则疼痛不移，重则关节变形，故配用全蝎、炮山甲、僵蚕等虫蚁搜剔之品，赵和平认为其穿透筋骨，通达经络，破瘀消坚之功远非草木之品所能及。

【随证化裁】颈项强痛者加葛根30g，羌活10g；腰痛者加川断15g，桑寄生30g；膝关节痛者加怀牛膝15g，独活10g；痛甚者加制乳没各6g，制川乌6g，制附片10g，细辛5g；湿热甚者减补肾药量，合用四妙散。

【特别注意】由于穿山甲现为国家保护动物，如无，可用猪蹄甲10g代替。

【注】炙龟板：《中国药典》（2020年版）为醋龟板；白豆蔻：《中国药

典》（2020 年版）为豆蔻；焦白术：《中国药典》（2020 年版）为麸炒白术。

【点评】痹证日久，则元气必衰，欲彰元气，必须益其肾间动气，如树木培其根本，则枝叶畅茂也，然诸药总不如紫河车之妙，其性得血气之余，既非草木可比，且又不寒不热，而为肾气生发之源，盖以血肉之属，为血肉之补，同气相求也。其禀受精血结孕之余液，得母之气血居多，《会约医镜》言其“凡骨蒸盗汗，腰痛膝软，体瘦精枯，俱能补益”。与他药合用，可峻补营血，温肾补精，补虚劳，壮筋骨，疗风痹脚弱。（点评人：高磊、张榆雪）

17. 祛风湿酒

【组方】

露蜂房 150g	制川乌 60g
秦艽 150g	细辛 160g
续断 100g	当归 100g
鸡血藤 150g	木瓜 250g
川芎 100g	仙茅 200g
淫羊藿 200g	山茱萸 250g
黄芪 200g	桑椹子 200g
山药 250g	羌活 120g
独活 120g	砂仁 100g
威灵仙 200g	

【来源】此处方名、组成、用法、功效引自孟彪、高立珍著《赵和平治疗风湿病临床经验》第 84 页。

【功效】温经散寒，祛风除湿，活血通络，补肾养血。

【主治】风寒湿痹、尪痹引起的肢体关节疼痛、麻木、重着、屈伸不利。

【用法用量】每次 10 ～ 20mL，每日 2 次，餐后服。

【方解】祛风湿酒是在鄂西北山区民间验方基础上，遵循中医理论，经科学加工研制而成。鄂西北山区气候寒冷，风湿性、类风湿性关节炎发病率较高，山民们常采集屋檐下之露蜂房及山中野生川乌，切碎后炒焦研细末，取适量黄酒冲服，或上药加麦麸炒热后外敷，治疗本病，每获良效。露蜂房因得风露日久，善能祛风除湿，行血止痛，为治疗风湿痹证之要药；制川乌开通腠理，祛风除湿，散寒止痛之力甚捷，故强力风湿灵中取二药峻猛之性以为主药。加秦艽、细辛、木瓜、独活祛风除湿，温经散寒，舒经活络，以助主药祛邪止痛之效。入当归、川芎、鸡血藤养血活血，一则补素体营血不足，二则温行血脉，从而达到“血行风自灭”之目的；黄芪补气固表，益元气之素虚，而收扶正祛邪之功；增续断以补肝肾，通血脉，强筋骨。据现代研究表明，露蜂房有调节机体免疫功能的作用。川乌、木瓜对甲醛及蛋清所引起的大鼠踝关节肿胀有明显的抗炎作用，其中川乌含有乌头碱，其在沸水中水解为乌头次碱和乌头原碱，可提高小鼠热板法及电刺激法的电阈，具有镇痛作用。秦艽可通过神经系统激动垂体，促进肾上腺皮质激素的释放，起到抗炎作用，并具有间接免疫抑制作用，同时还能降低毛细血管通透性，起到镇痛作用。细辛具有麻醉作用，且可解热、镇痛及抑菌。独活有镇静、镇痛、催眠、抗炎作用。当归、川芎能调节 TXA2-PCL2 平衡，改善循环。鸡血藤酊剂对大鼠甲醛性关节炎有显著作用。黄芪含多种皂苷、挥发油及钙、磷等微量元素，能兴奋垂体 - 肾上腺皮质系统，提高肾上腺皮质功能，增强和调节机体免疫功能，清除免疫复合物，其利尿作用可促进类风湿患者尿酸的排泄，从而减轻炎症刺激；续断等补肝肾、强筋骨药物有调节钙、磷代谢，调节免疫及调节 TXA2-PCL2 平衡的作用。诸药合用，更借以具有辛烈升发走窜之性的纯粮白酒，扩张毛细血管，促进血液循环，俾药力迅速通达全身，从而增强药物作用，提高临床疗效。（湖北省十堰市中医医院　孟彪）

【随证化裁】关节变形严重者可加全蝎 60g，蜈蚣 15 条。

【特别注意】制作方法：以上药物混合粉碎为粗末，置缸内，加入白酒 6 000mL，密封浸泡，每日搅拌 1 次，浸泡 3 个月，取出浸液，再加白酒 6 000mL，浸泡 1 个月，取出浸液与第 1 次浸液混合，静置澄清，密封保存。本方含有制川乌，有一定毒性，故剂量不宜过大，初起可以每次服 10mL，每天 2 次，1 周后无不良反应，可改为每次 20mL。

【注】露蜂房：《中国药典》（2020 年版）为蜂房；桑椹子：《中国药典》（2020 年版）为桑椹。

18. 六味伸筋汤

【组方】

白芍 30g	炙甘草 10g
伸筋草 30g	淫羊藿 30g
木瓜 10g	怀牛膝 15g

【来源】湖北省十堰市中医医院　孟彪。

【功效】补肾助阳，活血伸筋，缓急止痛。

【主治】腓肠肌痉挛，症见小腿或足趾抽筋，晚上或受凉后加重，舌质淡红苔白。

【用法用量】水煎服，日一剂，三餐后温服。

【方解】腓肠肌痉挛俗称腿肚子转筋，《伤寒论》中称之为“脚挛急”，治以芍药甘草汤。据临床所见，本病常见原因主要有二，一为肾阳亏虚，筋脉失濡，二为小腿受凉，血脉不畅。方中淫羊藿可温肾阳，祛寒湿，白芍、甘草酸甘化阴，缓急止痛，伸筋草药如其名，可伸筋通络，木瓜味酸入肝，肝主筋，故木瓜可缓筋急而止痹痛，怀牛膝可补肝肾，强筋骨，并能引药下行，直达病所，诸药并用，标本兼治，临床治疗腓肠肌痉挛，常可数剂而愈。

【随证化裁】伴有下肢静脉曲张者可加土鳖虫 10g，地龙 10g；下肢冷痛者可加乌附 10g，细辛 5g。

【特别注意】服药期间不食生冷油腻之品，避免下肢受凉。

【注】《中国药典》（2020 年版）收录的标准名有牛膝和川牛膝两种。一般临床若写川牛膝，则会直接写成“川牛膝”，此处怀牛膝为《中国药典》中（2020 年版）牛膝。

十、女科方药

1. 温经止痛方

【组方】

当归 10g	川芎 10g
赤芍 20g	蒲黄 10g
五灵脂 10g	延胡索 10g
制没药 6g	艾叶 6g
制乳香 6g	炙甘草 10g

【来源】湖北医药学院附属人民医院　黄梅花。

【功效】温经散寒，活血止痛。

【主治】寒凝血瘀型痛经。症见经前或经期小腹冷痛，得热痛减，按之痛甚，经量少，色暗黑有块，畏寒肢冷，便溏，舌质淡，苔白腻，脉沉紧。

【用法用量】水煎服，日一剂，三餐后温服。

【方解】在行经期间受寒或久居阴冷寒湿之地，使得寒邪凝滞于胞宫，寒凝则血瘀，不通则痛。此方中赤芍泻肝木，利阴塞，予以川芎、当归补血止痛，三药合用增强活血化瘀止痛之效，共为君药。艾叶、蒲黄、五灵脂三药互用入血分，通利血脉、温经通络、散寒止痛的力量增强，为臣药。延胡索、制没药、制乳香三药增强君、臣药物的活血止痛、行气活血之效，为佐药，炙甘草调和诸药，为使药。此方能够通达脏腑、外透经络，从而温经脉、调冲任以及止疼痛。

【注】制没药、制乳香：《中国药典》（2020 年版）分别为醋没药、醋乳香。

【点评】经水者，为气之配，随气而行，气热则热，气滞则滞，气寒则寒。成块者，气之凝也；将行而痛者，气之滞也；行后作痛者，气血虚也。寒客冲任，与血搏结，以致气血凝滞不畅，经前、经时气血下注冲任，胞脉气血更加壅滞，“不通则痛”，故使痛经。治宜温经散寒，祛瘀止痛。需注意的是，经色暗黑有块，不一定是寒证，《冯氏锦囊秘录》提出：“经色紫者，气之热也，黑者，热甚也，今人一见紫黑成块作痛，率指为风冷乘之，用温热之剂，祸不旋踵。”《黄帝内经》曰：“亢则害，承乃制。”热甚则兼水化，所以热则紫，甚则黑也。《玉机》曰：“寒则凝而不行。”既行而紫黑，故知非寒也。且妇人性多忿郁，嗜欲倍加，脏腑厥阳之火，无日不有，非热而何，况寒冷外邪初感，入经必痛，久则郁而为热。且血寒则凝，既行而虽紫黑，乃非寒也，当以脉辨之而自见，当考《金匮》温经汤。（点评人：高磊、张榆雪）

2. 滋阴生津安神汤

【组方】

地黄 20g	玄参 15g
麦冬 10g	知母 10g
黄柏 10g	女贞子 30g
墨旱莲 15g	茯苓 30g
珍珠母 30g	酸枣仁 30g
远志 10g	甘草 10g

【来源】湖北医药学院附属人民医院　黄梅花。

【功效】滋阴清热，宁心安神。

【主治】肾阴虚型更年期综合征。症见月经紊乱或已绝经，伴五心烦热、潮热盗汗、易怒失眠、失眠、口咽干燥、头晕沉。舌质红，苔黄腻，脉弦。

【用法用量】水煎服，日一剂，三餐后温服。

【方解】女子七七，肾气渐衰，天癸将竭，任冲二脉亏虚，精血不足，导致肾阴阳不足，从而阴阳平衡失调，该病的实质是肾脏，可累及肝脏、心脏和其他器官。在辨证论治上紧抓肾虚的共性，临床上肾阴虚型较多。方中重用地黄滋肾益精；玄参滋阴凉血、滋肾养阴；知母滋阴润燥、清热除烦；三药合用互增滋阴养阴、清热生津之功，共为君药。酸枣仁、远志、珍珠母安神益智、养心安眠，三药联用可提高免疫力，为臣药。女贞子、墨旱莲两味中药既不燥热，又不滋腻，起到滋补肝肾、养阴益精的作用，共为佐药。甘草调和诸药，为使药。此方有滋阴清热、宁心安神、生津除烦之功效。

【随证化裁】热甚加黄芩 10g、黄连 10g、阿胶 6g；汗甚加浮小麦 30g、牡蛎 30g、龙骨 30g。

【点评】肾藏精而属水，水涸不能制火，则火燔灼其阴，以致阴虚火动，其病症各样，异患不一，总皆肾虚阴不足，火动变见之故也。此不可妄为痰火，遂用燥烈苦寒之药，治以滋肾补血、益髓填精之药，益下而荣上也。但临床运用也不可偏执丹溪之法，只以四物汤加知、柏之类治之。夫知、柏、芩、连，泄有余之火，用之得当，则能祛邪，而元气自复，故有补益；若真元不足，而亦以此用之，反泻天真，以致大便泄泻，饮食少进，胃气虚而肌肉削，往往致死，不可

胜计。又不可执阳旺能生阴之说，治以大辛大热之猛药，反耗竭真阴，岂不谬哉。（点评人：高磊、张榆雪）

3. 试孕保胎方

【组方】

桑寄生 10g	续断 10g
菟丝子 50g	当归 10g
白芍 10g	甘草 10g
鹿茸 3g	太子参 10g
砂仁 3g	阿胶 10g

【来源】湖北医药学院附属人民医院　黄梅花。

【功效】健脾补肾，调冲促黄体。

【主治】脾肾阳虚型黄体功能不足。症见不孕，月经提前或淋漓不尽，畏寒肢冷，乏力倦怠，大便溏稀，带多清稀。

【用法用量】水煎服，日一剂，三餐后温服。

【方解】脾虚则精血乏源，肾虚则温煦乏力，冲任虚损，升温无力。桑寄生、续断、菟丝子、鹿茸补肾助阳，温煦升发，四药共为君药；太子参、砂仁益气健脾、理气安胎，两药合用增强君药的温补调冲之功，共为臣药；当归、白芍、阿胶柔肝活血、益气补血，为佐药；甘草调和诸药，为使药。

4. 补肾止血方

【组方】

黄芪 30g	墨旱莲 15g
女贞子 15g	桑寄生 15g
艾叶炭 12g	荆芥炭 10g
茜草炭 10g	仙鹤草 15g
大蓟 10g	水牛角 15g
海螵蛸 15g	白茅根 15g
地榆炭 10g	

【来源】湖北医药学院附属人民医院　黄梅花。

【功效】滋补肝肾，清热凉血，调节阴阳。

【主治】脾肾两虚型功能障碍性子宫出血。症见经血不时而下，淋漓不尽，伴乏力、多梦、纳差等，舌质淡红，苔薄白，脉细沉。

【用法用量】水煎服，日一剂，三餐后温服。

【方解】功能障碍性子宫出血属于中医“崩漏”范畴，属肝、肾、脾胃三阴三阳气血失调，功能衰弱，冲任亏损的证候。方中使用墨旱莲、女贞子、桑寄生、黄芪等药滋补肝肾、益气扶正为君，艾叶炭、荆芥炭、茜草炭、地榆炭等药化瘀止血，止血而不留瘀为臣，佐以仙鹤草、水牛角、白茅根清热凉血，纵观全方，滋补肝肾、清热凉血止血，从而可调整各脏腑功能的阴阳失调。

【点评】《黄帝内经》云："阴虚阳搏谓之崩。"盖尺脉既虚，阴血已损，寸脉搏击，虚火愈炽，火迫妄行而为之。崩皆从胞络中出也，血久下行，已为熟经，则本宫血乏，十二经之血皆从此渗漏矣。本方以二至丸合诸炭药，辅以益气补肾凉血之药，可滋肾益阴，固冲止血。（点评人：高磊、张榆雪）

5. 健脾除湿汤

【组方】

苍术 15g	茯苓 20g
山药 20g	陈皮 30g
法半夏 10g	当归 15g
川芎 15g	白芍 10g
桂枝 10g	冬瓜皮 30g
赤小豆 30g	泽泻 15g
焦山楂 30g	益母草 30g
黄柏 15g	麸炒薏苡仁 30g
甘草 10g	香附 15g

【来源】湖北医药学院附属人民医院　黄梅花。

【功效】健脾化湿，通络化痰。

【主治】脾虚痰湿型多囊卵巢综合征。症见月经后期量少，形体肥胖多毛，四肢倦怠，疲乏无力，婚久不孕等。舌质淡红，苔白腻，舌体胖大，边有齿痕，脉细沉。

【用法用量】水煎服，日一剂，三餐后温服。

【方解】苍术辛苦而温，芳香燥烈，辛味开散，芳燥化湿，内化湿浊之郁；香附辛开苦降，芳香走窜，疏肝解郁，理气止痛，为气药之总司，两者理气化痰，同为君药。陈皮、川芎理气行气，法半夏、茯苓渗湿健脾，冬瓜皮、赤小豆、泽泻健脾利水，助脾运化水湿，使之无以生痰，诸药共为臣药。桂枝温阳化湿，焦山楂消食导滞，共为佐药。甘草益气调和诸药，而为使药。诸药配伍，共奏健脾化湿、温阳利水之功。

6. 滋肾清肝饮

【组方】

熟地黄 20g	山药 20g
山茱萸 15g	茯苓 15g

牡丹皮 15g	泽泻 15g
栀子 12g	白芍 15g
当归 15g	柴胡 10g
薄荷 15g	黄芩 10g

【来源】湖北医药学院附属人民医院　袁朵。

【功效】滋补肾阴，清肝泄热。

【主治】更年期综合征，中医辨证为肝肾阴虚证。

【用法用量】水煎服，日一剂，三餐后温服。

【方解】中医根据更年期综合征的临床表现和疾病特点，命名为“脏躁”“郁证”“百合病”等。中医认为，更年期综合征是肾气不足以至于阴阳平衡失调造成的，因此在治疗更年期综合征时，以补肾气、调整阴阳为主要方法，而肝肾阴虚型又是临床常见的更年期综合征的分型。滋肾清肝饮是根据肝肾同治理论研制的中药复方制剂，本方以六味地黄丸为基础方，六味地黄丸为滋补肾阴的中医经典名方，方中熟地黄养血滋阴，填精益髓；山药补脾养胃，补肾涩精；山茱萸补益肝肾，并能涩精固脱；茯苓渗湿健脾，助山药健运；泽泻利湿泄热而降肾浊，并能减熟地黄之滋腻；牡丹皮清泄虚热，并制山萸肉之温性。古代医家认为本方可以大补五脏真阴，而尤以滋补肾阴为主；滋肾清肝饮在六味地黄丸的基础上加用栀子泻火除烦、清热利湿、凉血解毒；白芍养血敛阴、柔肝缓急；当归补血活血，调经止痛；柴胡清泻肝火、疏肝解郁；薄荷疏散风热，清肝火；黄芩清热燥湿、泻火解毒。诸药配伍共同起到滋补肾阴，清肝泻火，疏肝解郁的作用，经临床验证可以很好地缓解更年期综合征患者的心烦易怒、乏力失眠、腰膝酸软等症。

7. 补肾调经方

【组方】

当归 20g	杜仲 15g
枸杞子 30g	菟丝子 30g
熟地黄 30g	山茱萸 20g
山药 15g	茯苓 20g
柴胡 12g	阿胶 6g
益母草 15g	炙甘草 9g

【来源】湖北医药学院附属人民医院　曾雪利。

【功效】补肾健脾，养血调经。

【主治】肾精不足、冲任亏虚所致月经量少。症见月经延期，量少、色淡，小腹坠胀不适，腰膝酸软等。

【用法用量】水煎，日一剂，分 3 次温服。

【方解】女子以气血为本，气血充则经血有源。肾为先天之本，肾虚则致冲任不足，气血亏虚而出现月经稀少。此方中当归养血调经；熟地黄、山茱萸补肾填精；枸杞子滋养肝肾；菟丝子、杜仲补肝肾、调冲任以调经；阿胶补益气血；山药、茯苓健脾和中，以防补益过剩滋腻脾胃；柴胡疏解肝郁，补中兼行；全方共奏补肾健脾之效。

8. 滋阴养肾膏

【组方】

地黄 15g　　丹参 12g
柏子仁 12g　　远志 20g
麦冬 30g　　玄参 30g
菟丝子 30g　　当归 15g
墨旱莲 20g　　制何首乌 20g
女贞子 20g　　柴胡 12g
白芍 12g

【来源】湖北医药学院附属人民医院　曾雪利。

【功效】滋阴补肾，养血调经。

【主治】肝肾阴虚型更年期综合征。症见月经紊乱，量或多或少，烘热汗出，口燥咽干，失眠健忘，头晕耳鸣，易恼怒，舌质红，苔薄黄少津，脉细弦。

【用法用量】水煎，日一剂，分 3 次温服。

【方解】地黄滋肾阴；柏子仁、远志补养心气，宁心定惊；麦冬、玄参滋阴清火；菟丝子、当归、丹参补血养血；制何首乌、女贞子、墨旱莲调经；柴胡、白芍疏肝解郁。全方共奏滋阴益肾，疏肝解郁之效，从而使肾阴得复，水火既济，肝郁得解，药到病除。

9. 祛浊止带方

【组方】

薏苡仁 30g　　黄柏 20g
牡丹皮 30g　　泽泻 12g
通草 12g　　皂角刺 30g
败酱草 30g　　藿香 15g
山药 30g　　苦参 12g
白鲜皮 15g　　土茯苓 30g
甘草 6g

【来源】湖北医药学院附属人民医院　曾雪利。

【功效】清热燥湿止痒。

【主治】湿热型带下病。症见带下量多，色黄，成豆腐渣样，有腥臭味，伴有阴部灼热、瘙痒感。舌红，苔黄腻，脉数。

【用法用量】水煎，日一剂，分 3 次温服。

【方解】湿热蕴于下焦，发为黄带，治疗当以清热燥湿为主。本方由萆薢渗湿汤加减而成。方中薏苡仁、泽泻、通草健脾渗湿利水，与黄柏、牡丹皮配伍，解气分之热毒，且使湿热之邪从小便而解；皂角刺、败酱草清热解毒，燥湿止带；山药补脾益肾而止带；苦参、白鲜皮、土茯苓清热燥湿、杀虫止痒；藿香芳香化湿消异味；甘草调和诸药。全方具有清热燥湿、止带止痒之效。

10. 补肾通经方

【组方】

菟丝子 15g	鸡内金 15g
徐长卿 15g	丹参 15g
薄荷 9g	炙黄芪 12g
茯苓 15g	桂枝 9g
炙甘草 9g	党参 15g
熟地黄 18g	山茱萸 9g
山药 15g	当归 12g
炒栀子 15g	

【来源】湖北医药学院附属人民医院　曾雪利。

【功效】滋补肝肾固本，补气养血调经。

【主治】肝肾亏虚、气血不足之月经病，症见经来量少或后错，或稀发，甚或闭经。经来或淡紫有血块，面色晦暗，或卵巢功能低下，舌暗淡，苔薄白，脉细弱或弦涩。

【用法用量】水煎，每日一剂分 3 服，或为滴水丸，或为蜜丸缓服。

【方解】气血不足、肝肾亏损，轻则月经量少后错，重则月经稀发，更重则经闭不行，总因冲任血虚，血海不能按时满盈所致。本方以地黄丸、参苓白术散、逍遥散合方，意在补益脾肾以固本。其中，熟地黄、山药、山茱萸为君药，滋补肝肾，为六味地黄丸中三补之品，其中熟地黄滋阴补肾，填精益髓，山茱萸补养肝肾，并能涩精，取其肝肾同源之意，山药补益脾阴，也可固肾，三药合用加强滋补肝肾之功；臣以菟丝子补肝肾，炙黄芪、党参补气健脾，茯苓健脾化湿，当归活血补血调经，又因此类病症常兼肝郁血滞，虽有逍遥散疏肝气，更加徐长卿、丹参、桂枝活血化瘀，温经通脉；炒栀子清隐匿之郁热；鸡内金助消化而益脾，也可行血中之滞而通经，共为臣药，佐以薄荷清热，以防温药太过，使药以炙甘草调和诸药，本方平和，既补脾胃之气血，又滋肝肾之真阴，阳生阴长，或能促进性腺功能之生发。也可将本方每月服 6 ～ 8 剂，作为绝经前期之保健用方。然痰湿重者，阴津伤者，皆不宜之。

11. 归芍养阴汤

【组方】

当归 20g	白芍 20g
生地黄 20g	柴胡 10g
郁金 20g	酸枣仁 30g
丹参 20g	黄芩 12g
牡蛎 30g	龙骨 30g
甘草 10g	

【来源】湖北医药学院附属人民医院　徐桃桃。

【功效】清热养阴，疏肝解郁。

【主治】心烦气躁，口苦咽干，或烘热汗出，或夜寐易醒，舌质绛红，苔少，脉弦细。

【用法用量】水煎服，日一剂，三餐后温服。

【方解】方中当归、白芍补肝体、养肝血共为君药；生地黄清热养阴益精，柴胡、郁金行气解郁，丹参、酸枣仁宁心养阴安神为臣药；柴胡为引经药，合黄芩可清肝热，龙骨、牡蛎平肝潜阳为佐使；甘草调和诸药为佐药。

【随证化裁】若口干明显，可加桑椹、女贞子；若大便稀溏，可加白术、茯苓；若夜寐易惊醒，可加珍珠母、龙齿。

【注】生地黄：《中国药典》（2020 年版）为地黄。

12. 调经止痛汤

【组方】

乌药 30g	益母草 30g
当归 20g	白芍 30g
牛膝 10g	醋延胡索 15g
桂枝 12g	蒲黄 12g
五灵脂 10g	炙甘草 10g

【来源】湖北医药学院附属人民医院　徐桃桃。

【功效】温宫散寒，调经止痛。

【主治】经期腹痛，得温痛减，或经期推迟，量少色暗，舌质暗红，苔薄白，脉沉细。

【用法用量】水煎服，日一剂，三餐后温服。

【方解】方中乌药、桂枝药性为温，温经散寒、温通经脉，分入肾经、膀胱经，二者相合助阳化气，气行则血行共为君药；当归、白芍活血止痛，五灵脂入肝经血分，合蒲黄散瘀止痛共为臣药；延胡索辛散温通，炙甘草调和诸药，合白芍缓急止痛为佐药；牛膝引药下行，补肾活血为佐使药。

【随证化裁】若兼体虚乏力，可加黄芪、党参、太子参；若兼腰骶疼痛，可加续断、桑寄生；若兼乳房胀痛，可加橘核、荔枝核、郁金。

13. 化瘀痛经方

【组方】

枳实 10g	川楝子 10g
木香 10g	延胡索 10g
香附 10g	五灵脂 10g
白芍 20g	蒲黄 10g
柴胡 15g	甘草 10g

【来源】湖北医药学院附属人民医院　冯瑶。

【功效】疏肝行气，活血止痛。

【主治】经行腹痛、原发性痛经，以及由子宫肌瘤、子宫内膜异位症引起的各类继发性痛经，辨证属肝郁气滞血瘀证者。症见经行腹痛，疼痛拒按，多于经前出现，经至或经净后可缓解，以下腹部或腰骶部坠胀疼痛为主，甚者会阴部坠胀不适，经色暗红，夹血块，块出痛减，伴有急躁易怒，经前乳房胀痛，舌暗红，有瘀斑或瘀点，苔薄白，脉弦。

【用法用量】水煎服，日一剂，于经前 3 ～ 7 天开始服用，连续服用 3 个月经周期以上，疗效更佳。

【方解】川楝子苦寒清热，长于疏肝止痛；延胡索善行血中气滞，气中血滞，专治一身上下疼痛；两药配伍，一泻气分之热，一行血分之滞，共奏清热疏肝，行气止痛之功效。川楝子及延胡索在妇科痛证中的应用广泛，尤其是痛经、盆腔炎、子宫内膜异位症的治疗，均取得了较好的疗效。柴胡、白芍、枳实、甘草合治肝郁，以疏肝理气，调畅气机为治则，肝郁得解，气血调和，必将“通则不痛”。柴胡轻升，疏达肝气；枳实苦降，理气行滞；两药一升一降，达梳理气机之效。白芍柔肝养阴，甘草缓急，两药配合缓急止痛，对肝郁兼夹气滞血瘀型痛经均有良好的疗效。五灵脂、蒲黄能“治产后心腹痛欲死，百药不效，服此顿愈”，阐明失笑散治疗痛证取效迅速。五灵脂、蒲黄可治疗由血瘀引起的多种疾病，是治疗血瘀作痛的有效组方，用于治疗妇科诸症，疗效尤为显著，若痛经者合并月经量多，可换用蒲黄炭以化瘀止血；木香、香附协川楝子及延胡索以加强疏肝行气之功。

14. 养精促泡汤

【组方】

黄芪 30g	淫羊藿 15g
党参 10g	紫石英 15g
南沙参 10g	石菖蒲 25g
熟地黄 10g	女贞子 15g
白芍 15g	巴戟天 10g
桑椹 30g	肉苁蓉 10g
木香 10g	沙苑子 15g

【来源】湖北医药学院附属人民医院　冯瑶。

【功效】补肾填精，益气养血。

【主治】肾精、肾气亏虚之不孕症患者，包括排卵障碍性不孕、多囊卵巢综合征、卵巢早衰、卵巢储备功能下降等患者。症见未避孕且 1 年以上未孕，月经后期量少、月经先后不定期，经色淡暗，经期有下腹绵绵作痛，伴腰膝酸软、头晕耳鸣、疲倦乏力、心慌气短，脱发，记忆力减退，舌淡红，苔薄白，脉沉细弱。

【用法用量】水煎服，日一剂，于经净开始服用至排卵后，服用 7 ～ 10 天，连续服用 3 个月经周期以上，疗效更佳。

【方解】白芍、熟地黄、当归、川芎取之四物汤，此乃妇科调经补血之经典方，被诸多医家称为“妇科第一方”，方中熟地黄滋阴补血为臣；白芍养血柔肝和营为佐；川芎活血行气，畅通气血为使，能使补血而不滞血，行血而不伤血，温而不燥，滋而不腻。排卵障碍性不孕症患者多属肾精、肾气亏虚，无以充养胞宫、胞脉，不能达到温阳促泡之目的，且不孕症患者因常年就医、精神压力大，多有肝气不舒，故补肾之时需兼顾气机之调畅，故而选用四物汤，取其补而不滞之优势。因该方多为经净就开始服用，故去活血行气之川芎，换用效弱之木香，木香具有疏肝行气之功，既能代替川芎行气之功能，又避免因使用川芎导致经后再次出现阴道出血之忧虑。加入党参、黄芪以补气行血，更增加补血调经之效；经后期卵泡生长，宜温阳补肾，故用淫羊藿、巴戟天、肉苁蓉之温阳补肾之品；女贞子、桑椹、沙苑子为补肾滋阴之品，温肾阳之时，于阴中求阳，故佐之。

15. 安神更年方

【组方】

柴胡 15g	法半夏 15g
党参 30g	山茱萸 15g

甘草 10g　　酸枣仁 30g
黄芩 10g　　石菖蒲 25g
生姜 10g　　大枣 10g
熟地黄 10g　　远志 15g
山药 15g　　牡丹皮 15g
百合 10g　　茯苓 15g
泽泻 10g　　桂枝 10g

【来源】湖北医药学院附属人民医院　冯瑶。

【功效】疏肝和营，滋阴安神。

【主治】阴阳不调，以肾阴亏虚为主之围绝经期综合征、卵巢早衰、焦虑失眠者。症见月经紊乱，心悸失眠多梦、情绪急躁、焦虑、腰膝酸软、头晕耳鸣、潮热出汗、记忆力下降、皮肤瘙痒，舌质红，苔薄黄，脉弦数。

【用法用量】水煎服，日一剂，三餐后温服。

【方解】女子七七以后，肾气渐衰，天癸将竭，冲任二脉亏虚，导致肾阴阳平衡失调，脏腑功能失常，出现一系列繁杂证候。女子又以肝为先天，肝肾同源，女性围绝经期后肾气亏虚，则肝血不足，气机不畅，故此期女子多属肝肾阴血亏虚之证候，治疗以疏肝清热，滋阴安神。方中选小柴胡汤为基本方，小柴胡汤为“少阳枢机之剂，和解表里之总方”，方中柴胡轻清而升散，能舒畅经气之瘀滞；黄芩清泄少阳半里之热，柴胡、黄芩君臣相佐，能使邪热外透内清；半夏和胃降逆，生姜能制半夏之毒；党参、大枣益气扶正；大枣得生姜有调和营卫之功效；甘草能调和诸药；桂枝以解外，黄芩以清里，两药合用，以治寒热往来、潮热出汗之证候；百合则能清心安神，能治更年期之不寐；此方再取六味地黄丸以滋肾养阴，清热安神；方中再佐以石菖蒲、远志开心窍，散心郁，疗其健忘；酸枣仁能养心益肝，安神敛汗，全方共奏疏肝和营，滋阴安神之功效。

16. 寿胎四君加味方

【组方】

菟丝子 20g　　桑寄生 20g
续断 12g　　杜仲 12g
阿胶 10g　　党参 18g
砂仁 15g　　炒白术 10g
黄芩 12g　　紫苏梗 10g
炙甘草 10g　　茯苓 12g
苎麻根 20g

【来源】湖北省十堰市中医医院　明霞、蒋琼。

【功效】健脾补肾，固冲安胎。

【主治】用于脾肾两虚、冲任不固之胎漏、胎动不安。症多见妊娠期，腰酸腹坠，腰膝酸软，纳少便溏，小便频数，或伴头晕耳鸣，或形寒畏冷，手足不温，或有流产史，或阴道少量流血，量少色淡，质稀。舌淡，苔白，脉沉迟。

【用法用量】日一服，水煎温服，一日 3 次。

【方解】胎漏、胎动不安的主要发病机制是冲任气血失调，胎元不固，而胎漏以气虚、血虚兼见，血热、肾虚、血瘀更多见，多虚实夹杂。素禀肾气不足，或房劳多产，或久病及肾，或孕后房事不节，损伤肾气，肾虚冲任不固，胎失所系，以致胎动不安，气不固摄，发为胎漏；平素体弱，或饮食劳倦等伤脾，脾虚不摄，冲任不固，孕后气血下以养胎，导致冲任更伤，而成胎漏，胎失所载，以致胎动不安。此方由寿胎丸、四君子汤组方加味而成。寿胎丸为《医学衷中参西录》中的安胎名方，方中菟丝子补肾益精，固摄冲任，肾旺自能荫胎，故重用菟丝子为君；桑寄生、续断补益肝肾，养血安胎为臣；阿胶补血为佐使。四药合用，共奏补肾养血，固摄安胎之效。四君子汤出自《太平惠民和剂局方》，其用党参、白术健脾益气，佐以甘淡茯苓，健脾渗湿，苓术相配，则健脾祛湿之功益著。使以炙甘草，益气和中，调和诸药。四药配伍，健脾调中，以助生化之源，使气旺以载胎。加杜仲补肾安胎，砂仁、紫苏梗行气安胎，黄芩、苎麻根清热凉血安胎，同时兼制诸药之燥性。诸药合用，是以后天养先天，生化气血以化精，先后天同补，则能达到肾以系胎、气以载胎、血以养胎，全方位固护胎元的目的，如此自无下胎之虞。

【随证化裁】若阴道流血量多，加乌贼骨以固冲止血；若气虚明显，小腹下坠，加黄芪、升麻益气升提，固摄胎元；若大便秘结，加肉苁蓉、熟地黄、桑椹滋肾增液润肠。

17. 失笑没竭加味方

【组方】

蒲黄炭 18g	醋五灵脂 12g
刘寄奴 12g	皂角刺 12g
徐长卿 18g	半枝莲 18g
川楝子 10g	制乳香 3g
制没药 3g	元胡 18g
威灵仙 18g	猫爪草 15g
牡丹皮 12g	血竭 3g
花蕊石 18g	

【来源】湖北省十堰市中医医院　明霞、蒋琼。

【功效】活血化瘀，通络止痛。

【主治】用于瘀滞胞宫、冲任气滞之子宫腺肌症、痛经、月经不调、子宫肌瘤、妇科良恶性肿瘤保守治疗或手术后辅助治疗等。症多见下腹包块质硬，下腹或胀或痛，经期延长，或经量多，经色暗夹血块，经行小腹疼痛；精神抑郁，善太息，胸胁胀闷，乳房胀痛，面色晦暗，肌肤不润；舌质暗，边见瘀点或瘀斑，苔薄白，脉弦细或弦涩。

【用法用量】日一服，水煎温服，一日 3 次。

【方解】主要发病机制是气血瘀结，滞于冲任、胞宫、胞脉，积结日久，结为癥块；冲任气血瘀阻，故见经期延长，或经量多，经血色暗夹血块；瘀血阻滞，不通则痛，故经行小腹疼痛；精神抑郁，善太息，胸胁胀闷，乳房胀痛，面色晦暗，肌肤不润，舌质暗，边见瘀点或瘀斑，苔薄白，脉弦细或弦涩，均为气血瘀阻之象。此方由失笑散、没竭散组方加味而成。失笑散为《太平惠民和剂局方》中的名方，为理血剂，具有活血祛瘀，散结止痛之功效。方中醋五灵脂苦咸甘温，入肝经血分，功擅通利血脉，散瘀止痛；蒲黄甘平，行血消瘀，炒用并能止血，二者相须为用，为化瘀散结止痛的常用组合。没竭散出自《妇人大全良方》，方中制乳香偏于活血行气止痛，制没药功擅活血化瘀止痛，二者合用，共奏活血化瘀，行气止痛之效。加皂角刺、刘寄奴活血化瘀、消癥止痛；血竭、元胡、徐长卿、半枝莲行气活血、化瘀止痛；花蕊石化瘀止血；牡丹皮、川楝子、威灵仙、猫爪草疏肝行气、散结止痛。诸药合用，药简力专，共奏祛瘀散结止痛，推陈出新之功，使瘀血得去，脉道通畅，则诸症自解。

【随证化裁】若疼痛剧烈，加三棱、莪术活血止痛；痛甚伴有恶心呕吐者，加半夏、白芍柔肝和胃止痛；月经量多夹块者，加三七、益母草化瘀止血；肛门坠胀，便结者，加制大黄化瘀通腑；前阴坠胀者，加柴胡、枳壳理气行滞。

【注】制乳香：《中国药典》（2020 年版）为醋乳香；元胡：《中国药典》（2020 年版）与延胡索同。

【点评】《景岳全书》言："凡妇人经期有气逆作痛，全滞而不虚者，须顺其气。"若血瘀不行，全滞无虚者，但破其血，若气血俱滞者，宜失笑散主之。又乳香善透窍以理气，没药善化瘀以理血，其性皆微温，二药并用，为宣通脏腑、流通经络之要药。故凡心胃胁腹肢体关节诸疼痛皆能治之，又善治女子行经腹痛，产后瘀血作痛，月事不以时下，虽为开通之品，不至耗伤气血，诚良药也。血竭专破积血，治内痛实神效。此方以失笑、没竭为名，强调通络开瘀，推陈出新。（点评人：高磊、张榆雪）

18. 自拟阴痒乐汤

【组方】

黄柏 120g	苦参 100g
鸡冠花 80g	蛇床子 100g
艾叶 50g	地龙 30g
丁香 20g	土茯苓 200g

【来源】湖北省十堰市中医医院　朱名宸。

【功效】清热利湿，杀虫止痒。

【主治】阴中瘙痒不安，带下量多或少，色白或黄，如豆渣样，有秽臭气。

【用法用量】将上药置于容器内，加水 2 000mL，浸泡 30min，武火烧开，文火煎至 1 500mL，备用。将煎好的药液趁热倒入干净盆内，充分暴露外阴，蹲药液上熏洗阴道。待水温不烫时，坐浴浸泡 5min，最后由内到外清洗，每晚睡前用，隔日 1 次。熏洗时身体周围用浴巾围住，以免热气外溢。

【方解】女性外阴及阴道瘙痒，甚则痒痛难忍，坐卧不宁，或伴带下增多者，称为“阴痒”，又称“阴门瘙痒”。本病发病机制主要有虚实两方面，实者主要是因肝经湿热下注，带下浸渍阴部，或湿热生虫，虫蚀阴中，以致阴痒，本方即是针对此病机而设。方中黄柏苦寒，清热燥湿，泻火解毒，《雷公炮制药性解》言其“入肾、膀胱二经。主泻下焦阴伏之火……利小便，除湿热”，与苦、微凉之鸡冠花合用尤宜湿热带下；土茯苓解毒除湿，善治淋浊梅毒；苦参、蛇床子功专杀虫止痒；湿邪致病缠绵难愈，若尽用苦寒清热之品，则恐久伤阳气，寒湿胶结，故于大剂寒凉之中少佐辛苦温之艾叶、丁香散肝风并消湿肿；少佐地龙，借其蠕动之性，走窜之功，以“去三虫”。全方寒温并用，凉而不滞，针对湿热下注之带下阴痒，若同时配以清热解毒，除湿止带中药汤剂内服，则可收根治之效。

19. 自拟促排卵方

【组方】

淫羊藿 15g	巴戟天 20g
熟地黄 30g	当归 15g
西洋参 15g	制附子 15g（先煎 1h）
枸杞子 30g	菟丝子 30g
丹参 30g	通草 12g
仙茅 15g	炙甘草 10g

【来源】湖北省十堰市中医医院　朱名宸。

【功效】补肾益精，益气活血。

【主治】用于排卵障碍性不孕症的治疗。

【用法用量】于月经干净后开始服用，每日一剂，每剂煎 3 次，早、中、晚饭后服用，连服 5 日。

【方解】在不孕症女性所有因素中，排卵障碍占 20% ～ 40%，其中持续性不排卵者占 15% ～ 20%，稀发性不排卵者占 8% ～ 10%。我国历代都有医家对不孕症的研究，如《素问·上古天真论》：“女子七岁肾气盛，二七而天癸至，任脉通，太冲脉盛，月事以时下，故有子……”提出肾与之受孕的重要性。金元时期朱丹溪在《丹溪心法·子嗣》中增补了肥盛妇人痰湿闭塞子宫和瘦弱妇人子宫干涩不能怀孕的证治。明代张景岳提出七情内伤导致不孕的机制，本病肾虚为本，日久可夹痰、夹瘀化热。朱名宸根据多年临床经验和丰富的中医理论知识，总结不孕症排卵障碍患者多以肾虚为本，日久可夹痰、夹瘀，从而引起各个脏腑功能失调，肾－天癸－冲任－胞宫轴紊乱，影响排卵。朱名宸自拟促排卵方，方中淫羊藿、仙茅、巴戟天补肾助阳，强筋壮骨；当归补血活血；西洋参补气养阴、清热生津；炙甘草益气滋阴、通阳复脉；制附子补火助阳；熟地黄、枸杞子、菟丝子滋补肝肾、填精益髓；丹参、通草活血调经、凉血解毒。全方共奏补肾填精，活血祛瘀之功。而近代研究亦表明，补肾加活血药可提高排卵率，改善微循环，补阳药和活血药可诱发卵巢排卵。

20. 自拟化膜汤

【组方】

马鞭草 20g　紫草 12g
夏枯草 15g　花蕊石 15g
泽泻 12g　黄柏 12g
知母 12g　白花蛇舌草 15g

【来源】湖北省十堰市中医医院　朱名宸。

【功效】清热除湿，活血化瘀。

【主治】用于湿热瘀滞，蕴积冲任，胞宫气机不畅，不能按时泻下经水，内膜越积越厚的子宫内膜增厚。症多见月经周期紊乱、经期长短不一、经量或多或少；检查可见盆腔积液、子宫内膜息肉、甚至有子宫内膜癌变倾向；长期月经紊乱所导致的不孕症，以及经期延长、崩漏等长期慢性失血所引起的头晕、乏力、眼底苍白等失血症状。

【用法用量】水煎服 450mL，分早、中、晚 3 次饭后温服。

【方解】子宫内膜增厚又称子宫内膜增生，是临床常见病、多发病，也是疑难重病，多见于青春期或围绝经期妇女，中医认为该病属于“崩漏”“癥瘕”“不孕”等范畴，且认为该病的发生多因情志所伤，肝气郁结，导致气血运行不畅，日久化瘀化热；或因饮食不节、素体脾胃虚弱，脾失运健，饮食难化，聚湿成痰，致气血凝滞，日久化瘀化热；或因房劳过度、经行产后损伤肾气，肾虚则气血运行无力，日久化瘀化热，故可见子宫内膜增厚多与气滞、痰湿、肾虚相关，而“瘀热”为该病主要致病因素。方中花蕊石活血化瘀，消除增厚之内膜，使旧血去，新血生；所用之“四草”，分别为马鞭草、紫草、夏枯草、白花蛇舌草，“四草”均有清热的作用，能较好地清解“郁热”。此外，马鞭草为妇科活血调经之常用药，能有效针对瘀血内停不下的病机，同时据现代药理学研究表明，马鞭草苷类之马鞭草宁具有一定的止血作用，使得“散中有收”，以防活血太过伤及正气或诱发亡血之弊；紫草性寒，味甘，具有凉血活血之效，泽泻性寒、味甘淡，具有利水渗湿、泄热之效，二药配用，共奏清热利湿，活血祛瘀之效，相辅相成，使湿、热、瘀同时得解；夏枯草清热散结消肿，能有效缓解郁热之证，此外，《本草纲目》载：“夏枯草大治瘰疬，散结气。”子宫内膜增厚本就属中医“癥瘕”范畴，选用夏枯草能散结以化膜；白花蛇舌草清热利湿、解毒抗癌，清解湿热瘀毒的同时具有抗癌作用，能有效防止子宫内膜增厚进一步引起恶变的可能。知母、黄柏二药，除可清热外，主要从归经论治，二者皆可归下焦肾经，子宫内膜增厚病位在胞宫，而胞宫在经络、功能上都与肾密切相关，二药在全方中可作为引经药，有的放矢，能达到更好的治疗效果。纵观全方，从湿、热、瘀论治，消除内膜增厚的主要病理因素，因而内膜得以正常脱落。

21. 自拟慢盆汤

【组方】

王不留行 20g　　皂角刺 15g
鬼箭羽 15g　　败酱草 20g
菝葜 20g

【来源】湖北省十堰市中医医院　朱名宸。

【功效】清热利湿，活血化瘀。

【主治】用于湿热瘀滞型慢性盆腔炎及带下过多。症见每于行经期间或者劳累后出现一侧或双侧少腹部疼痛不适，甚则痛连腰骶，并伴有带下量多色黄，带下有腥臭味，甚则伴有阴部瘙痒不适。

【用法用量】水煎服 450mL，分早、中、晚 3 次饭后温服。

【方解】盆腔炎是妇科常见病、多发病，该病多发生于育龄期妇女，属于中医“癥瘕”“带下病”“痛经”等范畴。朱名宸在临床中发现慢性盆腔炎多伴有带下过多、色黄、或有异味、或有阴部瘙痒，故认为该病多由湿热毒邪所致，因此自拟经验方慢盆汤，方中王不留行可活血通经、化湿热之瘀结；鬼箭羽活血化瘀；皂角刺、败酱草清热解毒、祛瘀止痛；菝葜清热解毒利湿，全方抓住“湿、热、瘀”的病机，共奏清热利湿、活血化瘀之效，使湿、热、瘀得以清解而起效。

22. 舒乐汤

【组方】

当归 30g	白芍 30g
桃仁 15g	红花 12g
肉桂 l0g	香附 15g
延胡索 15g	熟地 20g
川芎 15g	

【来源】湖北省十堰市武当山旅游经济特区医院　苏仁强。

【功效】舒乐解郁，养血调经。

【主治】各型痛经。

【用法用量】每日一剂，水煎服，于月经来前 1 周服药，经末第 3 天停药，连服 3 个月经周期为 1 个疗程。

【方解】方中香附辛香入肝，行气解郁，以治气郁；川芎辛温入肝胆，为血中气药，既可活血祛瘀治血郁，又可助香附行气解郁；与当归活血祛瘀，养血调经共为君药；桃仁味苦甘平，活血祛瘀，助君药以化瘀消瘕，用之为臣；延胡索辛苦性温入肝经，能行血中气滞以达行气活血止痛之功，白芍酸苦微寒，养血敛阴，熟地益气养血和延胡索为臣佐之药，红花以加强活血祛瘀之力，加肉桂以温通血脉共为使药。以上相伍共奏舒乐解郁，养血调经之效。

【注】延胡索：《中国药典》（2020 年版）与元胡同用。熟地：《中国药典》（2020 年版）为熟地黄。

23. 外阴瘙痒方

【组方】

苍耳子 12g	蛇床子 12g
黄柏 15g	瞿麦 12g
萹蓄 12g	

【来源】湖北省十堰市武当山旅游经济特区医院　苏仁强。

【功效】祛风除湿，杀虫止痒。

【主治】外阴瘙痒，霉菌性阴道炎。

【用法用量】煎水外洗。

【方解】黄柏苦寒入肾，清热燥湿，苍耳子甘温入肺、肝经，散风祛湿，杀虫止痒，配以蛇床子苦温入脾、肾经，抗滴虫，瞿麦苦寒入心、肾、小肠膀胱经，清热利水，治尿热涩痛，萹蓄苦寒入膀胱经，利尿清热杀虫，共水煎外洗阴部，祛风除湿，杀虫止痒。

24. 盆腔炎方

【组方】

当归 10g	赤芍 10g
红花 10g	桃仁 9g
小茴香 20g	花椒 15g
艾叶 40g	透骨草 50g

【来源】湖北省十堰市武当山旅游经济特区医院　苏仁强。

【功效】活血化瘀，缓消癥块。

【主治】盆腔炎性包块。

【用法用量】上药装入布袋内蒸透，热敷下腹部，1 次 20 ～ 30min，1 日 2 次，3 日 1 剂，12 日为 1 个疗程。

【方解】以当归、赤芍、红花为君药瘀热并治，桃仁味苦甘平，活血祛瘀，助君药以化瘀消瘕，用之为臣，透骨草辛甘温，配艾叶、小茴香、花椒热敷活血止痛，共为佐臣之药，并以增强止痛之力。

25. 更年期综合征验方

【组方】

五味子 10g	酸枣仁 10g
百合 10g	当归 10g
茯神 10g	龟板 30g
柴胡 6g	大枣 5 枚
甘草 6g	

【来源】湖北省十堰市武当山旅游经济特区医院　苏仁强。

【功效】疏肝解郁，养血健脾。

【主治】更年期综合征。

【用法用量】每日一剂，水煎服。

【方解】柴胡疏肝解郁，使肝气得以条达为君药。当归甘辛苦温，养血和血；当归与柴胡同用，补肝体而助肝用，使血和则肝和，血充则肝柔，龟板偏于补阴，取“阳中求阴”之义，共为臣药。木郁不达致脾虚不运，故以酸枣仁、五味子以养心安神，茯神、甘草、大枣健脾益气，既能实土以御木侮，又使营血生化有源，共为佐药。百合甘苦微寒入心、肺经，以滋阴清心而安神，亦为佐药。甘草尚能调和诸药，兼为使药。诸药合用，使肝郁得疏，气血兼顾，立法周全，组方严谨，故为调肝兼养血之方。

26. 妊娠高血压方

【组方】

黄芩 15g　　菊花 15g
桑叶 15g　　玉米须 30g
山楂 15g　　杜仲 12g
豨莶草 12g　　桑寄生 12g
钩藤 12g　　石决明 12g
龟板 12g

【来源】湖北省十堰市武当山旅游经济特区医院　苏仁强。

【功效】滋阴养血，平肝熄风。

【主治】妊娠高血压。

【用法用量】每日一剂，水煎服。

【方解】黄芩清热除烦安胎，钩藤甘寒，入肝经，清热平肝，熄风解痉，玉米须甘平，利尿泄热，平肝利胆，共为君药，石决明咸寒质重，功能平肝潜阳，并能除热明目，与君药合用，加强平肝熄风之力，配伍桑叶、菊花清热平肝，以加强凉肝熄风之效，以滋补肝肾而安胎之桑寄生、杜仲等，滋肾平肝之逆，用为臣药，龟板益阴潜阳偏于补阴，豨莶草祛湿热，山楂消食和胃导滞而为佐使之品，本方所用之黄芩、杜仲、桑寄生等，均经研究有降低血压之作用。

【点评】妊妇卒倒不语，或口眼歪斜，或手足瘛疭，或背腰反张，时昏时醒，名为风痉，又名子痫，乃阴虚于下，孤阳逆上之谓也。口眼歪斜，手足瘛疭，或因痰滞经络，或因阴亏不吸肝阳，内风暴动。治此当以滋养津液为主。龟板禀北方阴气而生，为阴中至阴之物，大能补阴，而治阴血不足，是以下焦滋补丸药多用为君。虽曰补阴，又能补心。其阴虚发热，骨蒸骨痿，皆当用之。（点评人：高磊、张榆雪）

27. 补肾助孕汤

【组方】

淫羊藿 15g　　仙茅 12g
锁阳 12g　　覆盆子 15g
菟丝子 15g　　熟地 20g
枸杞子 15g　　山茱萸 10g
巴戟天 12g　　川芎 15g
当归 15g　　红花 10g

【来源】湖北省十堰市武当山旅游经济特区医院　苏仁强。

【功效】补肾助孕，益精养血。

【主治】肾虚型不孕。

【用法用量】每日一剂，水煎服，30 天为 1 个疗程。

【方解】方中重用熟地滋肾阴，益精髓，填补真阴，淫羊藿甘、平，入肝肾经，补肾助阳、补腰膝、强心力，共为君药，以补肾阳之锁阳、仙茅除宫寒而助孕，和巴戟天补肾壮阳及覆盆子强精为臣，配伍枸杞子益精明目，山茱萸滋肾阴，益肝肾，强筋骨，益精明目，菟丝子温润之品补阳益阴，阳中求阴，即张介宾所谓："善补阴者，必于阳中求阴，则阴得阳升而泉源不竭。"（《景岳全书·新方八略》）川芎入肝家，行气走血，流而不滞，同时红花、当归活血祛瘀共为佐使。全方共奏滋肝肾而助孕，益精养血之效。

【注】熟地：《中国药典》（2020 年版）为熟地黄。

28. 三参调经汤

【组方】

人参 12g	麸炒白术 12g
玄参 15g	茯苓 20g
丹参 15g	熟地黄 20g
白芍 20g	炙黄芪 12g
香附 12g	陈皮 12g
鸡血藤 15g	肉桂 10g
首乌藤 15g	当归 15g

【来源】湖北省十堰市郧西县人民医院　张文才。

【功效】气血双补，活血调经。

【主治】用于气血亏虚，阴液不足所导致的成年女性闭经。症见神疲乏力、腹胀纳呆、头晕眼花、心慌气短、睡眠障碍，月经经常后期、量少，逐渐闭而不行。舌淡，苔薄白，脉缓细或沉弱。

【用法用量】水煎服，每日一剂，15 剂为 1 个疗程。

【方解】随着现代人民生活节奏增快、工作压力增加以及生活习惯的改变，闭经的发病率越来越高。起病多因烦劳过甚，忧思过度，节食不科学，休息不规律等损伤心脾，以致心脾两虚，继而导致冲任俱虚，血海不足，无血可下，终成闭经。治当气血双补，养阴调经。方中人参、玄参、丹参共用，统帅益气、养阴、活血之功用。人参大补元气，配以炙黄芪、麸炒白术、茯苓、陈皮补中益气。玄参既能清热凉血，又能养阴生津，配以当归、熟地黄、白芍养血补血。丹参活血配以香附、鸡血藤、首乌藤理气活血，防治病久血瘀。伍以肉桂，温经通脉，鼓舞气血生长。纵观本方，益气养血、滋阴活血，温阳补虚，气血阴阳兼顾，平衡人体功能，则气血日渐旺盛，血运胞中，月经自来。

十一、男科方药

1. 填精生子方

【组方】

当归 10g	白芍 10g
熟地黄 10g	川芎 10g
菟丝子 50g	枸杞子 20g
沙苑子 30g	党参 30g
红花 10g	车前子 10g
炙甘草 10g	

【来源】湖北医药学院附属人民医院　黄梅花。

【功效】温补肾阳，益肾填精。

【主治】肾阳虚衰型弱精症。症见神疲乏力，性欲下降，或伴有阳痿、早泄，小便清长，夜尿频多，面色少华，腰膝酸软，舌质淡，边有齿痕，脉细沉或细弱。

【用法用量】水煎服，日一剂，三餐后温服。

【方解】中医认为本病与精冷有关，又称为精寒，病位在肾，但与肝、脾等脏腑关系密切，在补肾的同时还要兼顾肝、脾等脏器。方中枸杞子、菟丝子补肾精，壮阳道，助精神；沙苑子补肾水，固精关；车前子利小便，四药配伍使用补中寓泻，补而不腻，共奏补肾益精之功，为君药。熟地黄养血滋阴填精，白芍补血敛阴，当归补血活血，川芎活血行气，四物补中有通，活血填精，为臣药。党参味甘，性平，补中益气、健脾补虚，为佐药。甘草调和诸药，为使药。诸药合用共起补肾填精，补气养血之效。

【点评】《金匮要略》言："男子脉浮弱而涩，为无子，精气清冷。"肾经不暖，精清如水，精冷如冰，精泄，聚而不射，皆令无子。枸杞子功专补肾，滋肝益精强阴，固精髓明目，健筋骨兴阳；菟丝子主男子肾虚精寒、腰膝冷痛、茎中寒、精自出、溺有余沥、鬼交泄精，久服强阴坚骨，令人多子。与沙苑子、车前子合用颇有五子衍宗丸之意。用车前子者，因枸杞过于动阳，菟丝过于涩精，故用车前以小利之。用通于闭之中，用泻于补之内，始能利水而不耗气。水窍开，而精窍闭，自然精神健旺。（点评人：高磊、张榆雪）

2. 振风起萎汤

【组方】

柴胡 10g	白芍 10g
枳壳 15g	黄芪 60g
熟地黄 30g	川芎 15g
鹿角霜 15g	鹿衔草 30g
巴戟天 20g	当归 12g
莪术 20g	川牛膝 15g
阳起石 30g	炙甘草 10g

【来源】湖北医药学院附属人民医院　施斌。

【功效】疏肝补肾，益气活血。

【主治】主治阳痿。临床症见性欲下降，性事不举，或有早泄，神疲乏力，常伴有小便清长，夜尿频多，面色少华，腰膝酸软，舌质淡，边有齿痕，脉弦细沉或细弱。

【用法用量】水煎服，日一剂，三餐后温服。

【方解】中医认为本病病机主要责之于肾虚，但与肝郁、血瘀密切相关。病位在肾，但与肝、脾等脏腑关系密切，在补肾的同时还要兼顾疏肝健脾、益气活血。方中鹿角霜、鹿衔草、阳起石、巴戟天补肾精，壮阳道，助精神；四药相须使用共奏补肾益精之功，为君药。熟地黄养血滋阴填精，白芍补血敛阴，当归补血活血，川芎活血行气，四物补中有通，活血填精，为臣药。柴胡疏肝理气，枳壳畅达胸意，二药配合共执人君所思，行气血抵达军武之地，并为臣药。黄芪味甘，性平，补中益气、健脾补虚，为佐药。黄芪配当归，大补阴血，气足血旺，行走四方，达病之所。甘草调和诸药，为使药。诸药合用共起补肾填精，补气养血之功，而达重振雄风，起萎彪炳之效。

【点评】夫阳道为宗筋之所会，肝肾之所钟，元阳之所聚。其有不足者，有肾虚精滑，有精冷精清，或临事而不坚，坚即流而不射，坚者肝火强于外也。不射者，真阳弱于中也。有盗汗梦遗，有便浊淋涩，有腰惫不能转摇，有好色以致阴虚，有劳热者，有虚寒者，是皆精气不足，而治之者，总不外乎肝肾二家，滋补精血元阳，盖乙癸同源也。真阳既虚，真阴多损，应温肾壮阳，滋肾填精，忌纯用刚热燥涩之剂，宜选用血肉有情、温润之品。本方诸药阴阳相济，可达到“阳得阴助而生化无穷”的目的。（点评人：高磊、张榆雪）

3. 十草汤

【组方】

金钱草 30g	石韦 30g
车前草 30g	浮萍 30g
鱼腥草 30g	龙葵 30g
灯心草 12g	益母草 30g
鹿衔草 30g	甘草 10g

【来源】湖北医药学院附属人民医院　施斌。

【功效】清热化湿，利尿通淋，补肾活血。

【主治】主治急、慢性前列腺炎。临床症见尿频、尿急、尿痛、尿不尽，或有下腹部疼痛不适，会阴部潮湿，常伴有性欲下降，早泄，心烦焦虑或抑郁，神疲乏力，腰膝酸软。舌质偏红，苔薄腻，边有齿痕，脉沉弦细或濡。

【用法用量】水煎服，日一剂，三餐后温服。

【方解】中医认为本病病机主要责之于湿浊稽留，下注膀胱，但与肾虚、血瘀密切相关。方中金钱草、车前草、鱼腥草、石韦清热化湿，利尿通淋，四药相须使用，共为君药。浮萍清热利水、消肿毒，灯心草清热利水通淋，兼能清心除烦，龙葵清热通淋、消肿止痛，三药合用清上、中、下焦之郁热邪毒，为臣药。鹿衔草清热补肾、强筋骨，益母草清热解毒、利尿消肿、活血通络，两药并用共奏清热补肾活血之功，为佐药。甘草调和诸药，为使药。诸药合用共起清热化湿、利尿通淋、补肾活血之功，而有效缓解各种症状。尤其是慢性前列腺炎症状反反复复，时轻时重，甚为恼人，本方亦可改成代茶饮，长期坚持，徐图建功，从而根治前列腺炎。

【点评】淋证大抵肾虚膀胱热，肾虚则火动，常欲泄而不能藏故；膀胱热则水道枯涩，故渗出涩滞。数而且涩，茎中痛，淋沥不宣，故谓之淋。《景岳全书》提出："治淋之法，大都与治浊相同。凡热者宜清，涩者宜利，下陷者宜升提，虚者宜补，阳气不固者宜温补命门。"本方清热通淋，补肾活血，可代茶饮。（点评人：高磊、张榆雪）

4. 韭金散

【组方】

韭菜子 60g	鸡内金 30g

【来源】此处组成、用法、主治引自尚儒彪著《武当道教医药》。方名、功效为编者加注。

【功效】壮阳起痿。

【主治】阳痿。

【用法用量】共研为细末，每服 2 ～ 3g，每日 1 ～ 2 次。

【方解】道教医药对男性性功能障碍的治疗积累了丰富经验，涉及男科的各个方面，不仅有相应的修炼功法，也有部分药物应用实践。此方组成仅 2 味常用中药，制剂方法简单，易于临床应用。韭菜子补肝肾，暖腰膝，壮阳固精，常用于阳痿、遗精、遗尿、尿频等症。鸡内金健胃消食，涩精止遗，常用于食积不消、遗尿、遗精。二药均有涩精固精之效，合用而壮阳助勃，御精固精，起到壮阳起痿功效，用于治疗阳痿。（湖北医药学院附属人民医院　时文远）

【点评】《千金方》用韭子以治遗精、梦失、小便白浊者，盖九方焉，而单用韭子者居其半。夫韭子辛热物耳，何孙思邈取之深也？用之以治便浊者，用其辛热之气，燔其湿土，使蒸溽上行而不下，乃釜底加薪之法，益火之源以消阴翳也。用之以治遗精者，用其辛热之气以壮真阳，使之涵乎阴精而不漏，乃益土防水之法，卫外而为固也。凡此方外不传之秘，唯可与知者道耳。（点评人：高磊、张榆雪）

5. 花梅汤

【组方】

花生叶 40g　　乌梅 10g

【来源】此处组成、用法、主治引自尚儒彪著《武当道教医药》。方名、功效为编者加注。

【功效】固精御精。

【主治】早泄。

【用法用量】水煎服，每日 2 ～ 3 次。

【方解】花生叶具有镇静安神、补益心脾功效，在民间应用较多，方药书籍中少见。在武当山地区，花生广泛种植，取材方便。乌梅酸涩，具有收敛生津，安蛔驱虫之功效，此处与花生叶同用，其收敛功效可以助脾统摄，起到固精作用。从药物组成功效推测，本方可能是治疗心脾不足，精液统摄失约的型早泄。保精御神是道家维持真气不泄，延年益寿的重要方法，故而在此方面也积累了相关的药物应用经验，但由于原方仅有药物组成和主治，而且药物均为当地取材，因此具体方解有时难以还原本意。（湖北医药学院附属人民医院　时文远）

6. 丝莲汤

【组方】

丝瓜花 10g　　莲子 10g

【来源】此处组成、用法、主治引自尚儒彪著《武当道教医药》。方名、功效为编者加注。

【功效】补肾清热，涩精止遗。

【主治】遗精。

【用法用量】水煎服，每日 2 ～ 3 次。

【方解】遗精病因较多，中医认为相火内扰，心脾不足是其常见原因。丝瓜和莲子是武当山地区的常见品种，丝瓜花具有清热解毒功效，《滇南本草》中记载其有泻相火功效。莲子具有补脾止泻，益肾涩精，养心安神之效。二药合用可清相火，补心脾，益肾涩精，治疗相火妄动，心脾不足，肾气不固之遗精。（湖北医药学院附属人民医院　时文远）

【点评】心藏神，肾藏精；心、肾者，精神之根蒂也。凡男子思虑过度，则水火不交，快欲恣情而精元失守，尿前尿后凝面澄底，故曰浊。盖心包络脉贯于心，贼火一动，则盗汗浊精，所以心动者神疲，神游者精散，昼之所思，即夜之所梦也。今人每用牡蛎、螵蛸、菟丝涩精，随止随发，唯知固肾，不知治心，殊不如神不归舍而精元无主，安能自守哉？心血既亏，相火必旺，所以中焦湿热，淫气不清，溢上则为痰涎，降下则为白浊。由于湿热混浊，故土燥水浊，土坚水清。治法宜抑火养心、安脾滋肾，则水火相交，其流自清矣。沥精必分虚实，实者清心利水，虚者滋阴养血，不利水而自安。遗精一症，前贤各有明辨，其义各载本门，兹不复赘，大抵此症，变幻虽多。不越乎有梦、无梦、湿热，三者之范围而已。古人以有梦为心病，无梦为肾病，湿热为小肠膀胱病。夫精之藏制虽在肾，而精之主宰则在心，其精血下注，湿热混淆而遗滑者，责在小肠、膀胱。治不外乎宁心益肾、填精固摄、清热利湿诸法。本方二药交君相之火，养神定志，益肾涩精，可止泄精也。（点评人：高磊、张榆雪）

7. 愈泉 1 号丸

【组方】

桃仁 15g	红花 15g
丹参 20g	川芎 15g
怀牛膝 15g	水蛭 10g
莪术 15g	泽泻 10g
当归 15g	车前子 15g
白茅根 15g	土茯苓 10g
虎杖 12g	白花蛇草 15g
鱼腥草 15g	马齿苋 15g
生地 15g	知母 12g
延胡索 10g	沉香 5g
菟丝子 15g	肉苁蓉 20g
黄芪 15g	

【来源】湖北省十堰市中医医院　刘小鹏。

【功效】活血通络，清热解毒，利湿泻浊，补肾益气。

【主治】慢性前列腺炎所致的小腹坠胀、尿频等症；也用于治疗精囊炎、慢性附睾炎所致的附睾隐痛等慢性病。

【用法用量】每日 3 次，每次 5g，饭后温水送服。

【方解】男性前列腺疾病类似中医古籍所称的“精浊”，如《内科心典》说：“精浊者，白黏如精状，从茎中流出，不痛不清，占下衣有迹者是也，此乃湿热蕴结，扰乱精室，精浊混淆，精离其位所致，中医治拟活血通络，清热解毒，利湿泻浊，补肾益气。”上方以桃仁、红花、丹参、莪术、川芎、当归等活血通络、消肿化瘀；泽泻、车前子、白茅根、土茯苓、虎杖等清热利湿泄浊，生地、知母、白花蛇草、鱼腥草、马齿苋等清热解毒，养阴凉血；延胡索、沉香行气解郁止痛；菟丝子、肉苁蓉、黄芪等益气补肾。

【注意事项】忌酒、忌辛辣刺激食物。

【注】怀牛膝：《中国药典》（2020 年版）为牛膝；白花蛇草：《中国药典》（2020 年版）为白花蛇舌草；生地：《中国药典》（2020 年版）为生地黄。

8. 真武补肾丸

【组方】

仙灵脾 20g	党参 25g
肉苁蓉 15g	菟丝子 20g
山茱萸 15g	枸杞子 15g
金樱子 15g	锁阳 15g
巴戟天 15g	丹参 20g
红花 10g	桃仁 10g
马齿苋 15g	知母 15g
五味子 15g	远志 20g
桑寄生 15g	怀牛膝 15g
芡实 20g	山药 20g
柴胡 10g	乌梅 20g
生地 15g	鳖甲 25g
当归 15g	熟地 15g
葫芦巴 20g	仙茅 15g
杜仲 15g	肉桂 15g
天花粉 15g	蜈蚣 2 条

白术 20g　　　　韭菜子 20g

【来源】湖北省十堰市中医医院　刘小鹏。

【功效】滋阴补肾，活血通络，固精助阳。

【主治】因肾虚引起的腰膝酸软，神疲健忘，尿频、夜尿频多，阳痿，早泄等。

【用法用量】每日 3 次，每次 5g，饭后温开水送服。

【方解】阳痿最早见于《黄帝内经》，称为“阴痿”“筋萎”，《景岳全书·阳痿篇》解释：“阴萎者，阳不举也。”基本病机：肝郁气滞，实邪内阻，宗筋失于充养而不用；或脏腑虚损，精血不足，宗筋失养。上方中以鳖甲、枸杞子、当归、熟地、肉苁蓉、五味子、菟丝子、金樱子养血滋阴填精；以仙灵脾、锁阳、桑寄生、怀牛膝壮阳补肾；以党参、芡实、山药健脾，填补后天，以桃仁、丹参、红花、天花粉、蜈蚣通窍活络助阳；以马齿苋、知母清热利湿化浊；以肉桂、葫芦巴、仙茅健腰补肾固精，以柴胡疏肝，调达肝气。

【注意事项】忌酒及辛辣刺激食物。

【注】仙灵脾：《中国药典》（2020 年版）为淫羊藿。怀牛膝：《中国药典》（2020 年版）为牛膝。生地：《中国药典》（2020 年版）为地黄。熟地：《中国药典》（2020 年版）为熟地黄。

十二、儿科方药

1. 赵仙姑治小儿抽搐方

【组方】

壁钱 1 个	僵虫 7 个
全虫 7 个	蝉蜕 7 个
天南星 3 钱	蜈蚣 1 条
红地龙 7 条（韭菜地里尤佳）	

【来源】方药来源于《武当秘方》。此处方名、组成、主治、用法引自尚儒彪著《道教医药巽卦除风秘方》，原文刊于《武当》2004 年 7 期 59 页。

【功效】原著未述。

【主治】小儿高热抽搐，角弓反张及婴儿脐风，狂犬咬伤。

【用法用量】上药除地龙另用外，余药共研细末，糯米浓汁为丸如小米粒，飞朱砂为衣，晒干备用。先将鲜地龙洗净研碎，用井水冲汤服丸药，视病情轻重及患儿年龄大小，每次可服 3 ～ 30 丸，2h 服药 1 次，以抽止热退为度。

【方解】此方为道家治疗小儿方，组成以虫类药为主，为清热止痉之剂。壁钱、僵虫、全虫、蝉蜕、蜈蚣、红地龙、天南星均具有息风止痉之效，诸药合用效力更强。道家善于以毒攻毒，用一些有毒虫类药医治一些疑难杂症，蜈蚣、全虫、壁钱等为其所常用。此方用来治疗小儿高热抽搐等症，方药精炼，可见道家在儿科方面也有一定的临床经验。（湖北医药学院附属人民医院　时文远）

2. 运脾化浊汤

【组方】

黄芪 5g	人参 5g
白术 5g	甘草 3g
陈皮 6g	升麻 3g
柴胡 3g	生姜 1g
大枣 4g	茯苓 5g
苍术 5g	益智仁 5g

【来源】湖北省十堰市中西医结合医院　陈立兵。

【功效】温肾除热，健脾化浊。

【主治】急性小儿乳糖不耐受所致的纳呆、消瘦、腹胀、腹泻等证属湿热困脾者。

【用法用量】水煎服，每日一服，每次 10 ～ 20mL，一日 3 次。连服 1 周。

【方解】参、芪、术、苓、姜、枣、草固元健脾，苍术运脾燥湿，升、柴除热升提，益智仁温肾止泻；全方寓补中益气汤、二陈汤和缩泉丸于一身，共奏温肾除热、健脾止泻之功。

【点评】夫脾者，行胃津液，磨胃中之谷，主五味也。胃既伤，则饮食不化，口不知味，四肢倦困，心腹痞满，兀兀欲吐而恶食，或为飧泄，或为肠澼，此胃伤脾亦伤明矣。诸积皆属于脾。脾土旺则何物不化？至于成积，脾力之弱可知已。然积既已成，势不能不用药以消。夫欲消困脾之积，必更伤受困之脾，治积者必时时顾念脾土而后可。二陈汤，古之祖方也，汪讱庵谓其专走脾胃二经，豁痰去湿；补中益气汤治脾虚恶食，益智仁补心气、命门、三焦之不足，温中进食，摄涎唾，乌药上入脾肺，下通肾经，能疏胸腹邪逆之气，全方寓补中益气汤、二陈汤和缩泉丸于一身，使清阳之气转运中州，中央枢轴复灵矣。（点评人：高磊、张榆雪）

3. 小儿疝气方

【组方】

炒黄芪 10g　　炒升麻 6g

龙眼肉 30g

【来源】湖北省十堰市武当山旅游经济特区医院　苏仁强。

【功效】升阳举陷。

【主治】小儿疝气。

【用法用量】每日一剂，水煎服，未愈再服。

【方解】龙眼肉甘温入心脾经，补气升阳举陷，配升麻以升举主君，黄芪为佐使，一以益气实卫以固表，一以固未定之阴，诸药合用，共奏升阳举陷之效。

【点评】疝气之下坠，实皆因胸中大气下陷也。此气一陷则肺脏之闔辟失其斡旋，是以呼吸短气，三焦之气化失其统摄，是以疝气下坠。斯当升补其下陷之大气，脾仍还其本位，则呼吸之短气、疝气之坠疼自皆不难愈矣。龙眼肉裨益脾之所藏，补心虚而长智，悦胃气以培脾，黄芪乃补气之圣药，补营卫而固腠理，健脾胃而消痰食，助升麻以提气于至阴之中，三者共奏升阳举陷之效。（点评人：高磊、张榆雪）

4. 婴幼儿湿疹方

【组方】

鲜马齿苋 10g　鲜枇杷叶 10g

【来源】湖北省十堰市武当山旅游经济特区医院　苏仁强。

【功效】清热解毒，祛湿疗疮。

【主治】婴幼儿湿疹。

【用法用量】捣烂外敷患处，一日一次。

【方解】鲜马齿苋性寒，入大肠、肝、脾经，清热解毒疗疮，鲜枇杷叶性苦凉，入肺、胃经，清热解毒，疗疮痘溃烂。

5. 小儿疳积方

【组方】

炒牵牛子 10g　陈皮 10g

地骨皮 10g

【来源】湖北省十堰市武当山旅游经济特区医院　苏仁强。

【功效】消食化痰，行气导滞。

【主治】小儿疳积。

【用法用量】三药研粉，每服 1～2g，日 2 次，忌食油腻。

【方解】炒牵牛子苦寒，入肺、大肠、小肠经，逐痰消饮，通大肠气秘、风秘，杀虫，为君药，去壅热结涩，地骨皮甘寒，入肺、胃经，可助君药清降肺胃伏火，为臣药。君臣相合，清泻肺胃瘀热，陈皮益气健脾、行气化滞，一则协君行气滞以畅气机，二则化湿浊以行津液，使行气而不致耗气，并调和药性，是佐药兼使药之用。

6. 消食外敷方

【组方】

炒神曲 10g　炒麦芽 10g

炒莱菔子 10g　焦山楂 10g

炒鸡内金 10g

【来源】湖北省十堰市武当山旅游经济特区医院　苏仁强。

【功效】消食和胃，清热利湿。

【主治】小儿食积。

【用法用量】上药研细末，加淀粉适量，调为稠糊状，睡前敷于患儿脐上，纱布、胶布固定，次晨取下。5 次为 1 个疗程。

【方解】方中以酸甘性温之焦山楂为君，消一切饮食积滞，长于消肉食油腻之积；神曲甘辛性温，消食健胃，长于化酒食陈腐之积；莱菔子辛甘而平，下气消食除胀，长于消谷面之积。三药同用，能消各种食物积滞。麦芽咸温，消谷而行瘀积，与莱菔子同为辅臣之用。食积易于阻气、生湿、化热，故以甘平之鸡内金健脾利湿，化痰理气兼和胃止呕；又可清解食积所生之热兼除烦，用为佐药。诸药配伍，使食积得化，胃气得和，热清湿去，则诸症自除。

7. 理气活血宣肺汤

【组方】

枳实 9g	赤芍 9g
杏仁 9g	僵蚕 9g
威灵仙 6g	葶苈子 6g
山楂 12g	甘草 3g
全瓜蒌 10g	制半夏 6g

【来源】湖北省十堰市武当山旅游经济特区医院　苏仁强。

【功效】理气活血，宣肺止嗽。

【主治】小儿急性支气管炎。

【用法用量】每日一剂，水煎服。

【方解】方中枳实破气化痰以宽胸，以杜生痰之源，用为开痰之先导，山楂酸温性紧，善行瘀破滞，杏仁宣利肺气，润燥止咳，伍赤芍以活血和血，共为君药。制半夏辛温入肺胃，化痰散结，降逆和胃，全瓜蒌尚能导痰热从大便而下，降气平喘，止咳祛痰，共为臣药。杏仁降利肺气，葶苈子降气化痰，与僵蚕相伍，化痰疏散风热，以恢复肺气之宣降，加强宣肺平喘之功，配威灵仙祛风通络，甘草补中和药，同为佐使之用。

【注】杏仁：《中国药典》（2020 年版）为苦杏仁。全瓜蒌：《中国药典》（2020 年版）为瓜蒌。制半夏：《中国药典》（2020 年版）为法半夏。

8. 哮喘贴敷方

【组方】

桃仁 60g	杏仁 6g
生栀子 18g	胡椒 3g
糯米 5g	鸡蛋清适量

【来源】湖北省十堰市武当山旅游经济特区医院　苏仁强。

【功效】清热平喘，化痰逐瘀。

【主治】小儿哮喘。

【用法用量】上药为末，以鸡蛋清调为软面状，分 4 等分，分别贴双侧涌泉穴及足背相对应位置。12h 去药，隔 12h 再贴。

【方解】桃仁活血逐瘀，可助消痈，用为君药，杏仁味苦，降利肺气而平喘咳，以恢复肺气之宣降，加强宣肺平喘之功，栀子清热泻火，共为臣药。胡椒下气消痰，糯米亦有清热之用，共为佐使药，米糊鸡蛋清作锭，药性平和，贴敷共具清热平喘，化痰逐瘀之用。

【注】杏仁：《中国药典》（2020 年版）为苦杏仁。

9. 小儿夜啼方

【组方】

防风 2g	薄荷 1g
蝉蜕 5g	炒大黄 1g
钩藤 3g	

【来源】湖北省十堰市武当山旅游经济特区医院　苏仁强。

【功效】熄风定惊，清热化痰。

【主治】小儿夜啼。

【用法用量】每日一剂，连服 3 天。

【方解】防风、薄荷、蝉蜕之辛散透达，疏风散热，共为君药。大黄通腑泄热，令瘀热从小便而泄，钩藤清热息风，共为佐臣之药。

十三、养生方药

1. 仙人服果补肾法

【组方】

鸡头实 2 两　　覆盆子 2 两
栗子 2 两（去壳）　　胡核仁 2 两
枸杞子 2 两　　何首乌半斤（九蒸九晒后入药）

【来源】此处方名、组成、用法、功效引自尚儒彪著《道教医药坎卦秘方》，原文刊于《武当》2004 年 1 期 55 页。

【功效】补肾强骨，返老还童，抗寒暑，避毒邪，久服，寒暑不惧，毒邪不侵。

【主治】原著未述。

【用法用量】将上药洗净，去杂质，用无灰酒泡 3 天，取出晒干，入石臼内，不见铁器捣千下，加酒调面糊为丸如枣大，每服一丸，每日 2 次，温酒或白开水送下。

【方解】道家认为百果是植物吸日月精华、揽天地灵气所化，小小的植物种子和果实孕育着世间乾坤万象，有着不可低估的能量。地下的植物根茎也同样如此，亦蕴含了促进万物生长的动力。此方中的几味中药均产自武当山地区，也是常用中药，是道家辟谷养生时常食的植物果实。鸡头实可益肾固精、补脾止泻，脾肾同补，兼顾先后天之本；覆盆子、枸杞子均具有益肾养肝之效，肝肾同补，水木相生，相辅相成；栗子甘温，养胃健脾，补肾强筋，活血止血，兼具补消功效；胡核仁有补肾益精之功效。这五味药物皆是药食两用之佳品，在适当剂量上久服亦无须忧虑药害。何首乌九蒸九晒后具有益精养血、滋补肝肾的功效，而且毒性大减，亦可久服。此处炮制忌铁器，是因遵循古法炮制法。本方所用药物如果炮制得法，均可强身健体，久服亦无害，适合于道家服药修炼提升。（湖北医药学院附属人民医院　时文远）

【点评】《黄帝内经》言："五谷为养，五果为助，五畜为益，五菜为充，气味合而服之，以补精益气。"此方选用药食同源之品，合用延生之宝首

乌，则长筋力，益精髓，壮气驻颜，黑发延年。（点评人：高磊）

2. 老君延命丸

【组方】

何首乌 3 两（九蒸九晒）	黄精 3 两（九蒸九晒）
黑小豆 3 两	黑芝麻 3 两
枸杞子 3 两	白茯苓 3 两
武当参半斤（百年以上者佳）	炒白术 3 两
广陈皮 3 两	武当山野山楂半斤（生用）
桑寄生 2 两	桑椹 3 两
霜桑叶 2 两	嫩桑枝 3 两
女贞子 3 两（黄酒蒸过）	核桃仁 3 两
熟地黄（九蒸九晒）4 两	广木香 2 两

【来源】本方摘自《武当秘方》。此处方名、组成、用法、功效、主治引自尚儒彪著《道教医药坎卦秘方》，原文刊于《武当》2004 年 1 期 55 页。

【功效】补肾健脑，强筋壮骨，添精益寿，乌须黑发。

【主治】腰膝酸软，阳痿早泄，返老还童，久服“成仙”。

【用法用量】将上药去杂质，洗干净，晒干，浸入无灰酒内，泡 3 天滤出，晒干，研为细末，炼白蜜为丸，每丸重 3 钱，外用飞朱砂为衣，晒干备用。每日用原浸泡药物的无灰酒，送服丸药，早晚各服一丸。初服药，阴道通，切应节制房事百日，30 岁以前 3 日 1 次，40 岁以前 7 日 1 次，50 岁以前半月 1 次，60 岁以前 1 月 1 次，70 岁以前 3 个月 1 次，据方书介绍，久服此药，80 岁尚能有子，但勿轻泄。

【方解】延命即可长生，道家不仅依靠自身修炼仙术来保持健康而长生不老，亦采用服用药物的方法延年益寿。因肾为先天之本，脾为后天之本，故调补脾肾为后天延命根本。此方配伍药味无奇，所用药材均产自武当本地，配伍也是常规配伍，方中以何首乌、黄精、黑小豆、黑芝麻、枸杞子、武当参（即武当山产人参）、桑寄生、桑椹、女贞子、核桃仁、熟地黄补益，为药食同用之品，亦食亦药，合用滋肝补肾、益精延年，霜桑叶、嫩桑枝具有清热疏风、通利关节之功，使本方有兼祛外邪的功效，广木香、广陈皮、炒白术、武当山野山楂具有健脾醒胃、消积化滞的功效，避免过于滋腻而碍胃伤脾，全方配伍补中有消，腻而不滞，适合强身健体，养生保健者服用。另外，陈皮在武当山地区有产，非拘于广粤之地药材。（湖北医药学院附属人民医院　时文远）

【点评】肾者，精神之舍，性命之根，外通于耳，男子以藏精，女子以系胞，与膀胱为表里，足少阴太阳是其经也。肾气绝，则不尽天命而死也。此方固

精益肾，益血气，黑髭发，悦颜色，久服长筋骨，益精髓。（点评人：高磊）

3. 五补丸

【组方】

杜仲 6 分	巴戟天 6 分
武当参（百年以上者佳，九蒸九晒）20 分	五加皮 20 分
五味子 20 分	天雄 20 分
牛膝 20 分	防风 20 分
远志 20 分	石斛 20 分
薯蓣 20 分	狗脊 20 分
干地黄 20 分	肉苁蓉 20 分
鹿茸 15 分	菟丝子 5 分
茯苓 5 分	覆盆子 3 分
石龙芮 3 分	萆薢 3 分
蛇床子 3 分	石南 3 分
白术 3 分	天门冬 7 分

【来源】本方摘自《武当秘方》。此处方名、组成、主治、用法引自尚儒彪著《道教医药坎卦秘方》，原文刊于《武当》2004 年 1 期 56 页。

【功效】原著未述。

【主治】肾气虚损，五劳七伤，腰膝酸痛，肢节烦痛，目昏暗，健忘，心神恍惚不定，夜卧多梦，口干，饮食无味，常感心中不乐，多有恚怒，房事不举，小腹冷痛，大便不利，尿余沥不尽，以上诸症，此方悉主之，四时勿绝，1 年后，百病除。

【用法用量】上 24 味研末，炼蜜为丸，如梧桐子大。每次酒服 10 丸，日三服，有风加天雄、川芎、当归、黄芪、五加皮、石南、茯神、独活、柏子仁、白术各 3 分；有气加厚朴、枳实、橘皮各 3 分；冷加干姜、桂心、吴茱萸、附子、细辛、蜀椒各 3 分；泄精加韭菜子、白龙骨、牡蛎、鹿茸各 3 分；泻痢加赤石脂、龙骨、黄连、乌梅肉各 3 分，春依方服，夏加地黄 5 分，黄芩 3 分，麦门冬 4 分，冷则去之。加干姜、桂心、蜀椒各 3 分，若不寒不热，亦不须增损，直接服之 3 剂以上，即觉庶事皆佳，慎食蒜、腥、陈臭、大冷、大醉，之外百日所忌，稍加至 30 丸，不得再增，需常服之，以此为度，真神妙之方也。

【方解】考证原方出自《备急千金要方》。本方涉及药味较多，配伍及药物功效就不再赘述。古时道医制作丸药不仅便于服用，而且易于保存，又可长期服用，因此在选药时常考虑多方治疗的需要进行配伍。本方所用药味较多，主治也相对广泛，有补肾阴的五味子、远志、干地黄、覆盆子；补肾阳的天雄、肉苁蓉、鹿茸、菟丝子、蛇床子；强腰膝的狗脊、牛膝；胜湿祛风的五加皮、防风、石龙芮、萆薢、石南；益气扶正的武当参；滋阴的石斛、天门冬；健脾的薯蓣、茯苓、白术等药物配伍。纵观全方，基于道家阴阳为本的核心思想，以调补肾阴肾阳为主，并根据当地的疾病谱特点配以祛风胜湿，强身健体，健脾和中的药物，提高疗效，扩大应用范围。本方可以根据实际情况进行加减，而且还突出了四季养生的特点，体现了天人合一的思想。（湖北医药学院附属人民医院　时文远）

4. 明目益精长志倍力久服长生耐老方

【组方】

远志 5 分	茯苓 5 分
细辛 5 分	菟丝子 5 分
木兰 5 分	续断 5 分
人参 5 分	石菖蒲 5 分
龙骨 5 分	当归 5 分
川芎 5 分	茯神 5 分

【来源】本方摘自《正统道藏》卷六十第三十三。此处方名、组成、用法、功效引自尚儒彪著《道教医药坎卦秘方》，原文刊于《武当》2004 年 1 期 56 页。

【功效】补肾益精，养肝明目，增忆健脑，安神定志，久服耐老。

【主治】（原著未述）。

【用法用量】研末，炼蜜为丸，如梧桐子大。每服 7 ～ 10 丸，日 2 次，夜 1 次，一满三年益智。

【方解】古人修道的一个目标就是长生不老，除约束本身的起居饮食外，服用草木丹药（中药）也是一个重要的组成部分。将中药制备成可以增强体魄，防病治病的丸药辅助修行是道医的一大特色。从本方的名字就可以看出本方是以延年益寿，抗衰老为目的的组方。方中配伍与治疗目的相应，以远志、菟丝子、续断滋补肝肾，固本培元，培育先天之本；人参、茯苓健脾益气，壮后天之本；细辛温阳散寒，祛少阴邪气；当归、川芎活血通脉，使血脉通则畅达，脏腑自安；木兰清热除湿，用在此方中一则祛余热，二则预防滋补之剂化湿生邪；石菖蒲、龙骨、茯神安神养心，心乃五脏六腑之大主，心安则脏腑皆平，此乃健康之根本。此方调补脏腑，扶正与祛邪并用，扶正为主，祛邪为辅，使身体强健，达到延年益寿的目的。（湖北医药学院附属人民医院　时文远）

5. 彭祖养生方

【组方】

枸杞子 68g　　核桃仁 68g
何首乌 68g　　黑小豆 250g

【来源】此处方名、组成、用法、功效引自尚儒彪著《武当道教医药“兑卦”秘方简介》，原文刊于《湖北中医杂志》2003 年第 25 卷第 3 期 32 页。

【功效】黑发，健齿，返老还童。

【主治】原著未述。

【用法用量】前 3 味药放入 3 000mL 水中，熬至 1 000mL 水。将黑小豆煮至半熟，捞起晒干，再放入上药水中煮至水干，再将小豆取出晒干。再用 7 岁前男、女童小便，将小豆泡胀，再次晒干。每日早、晚各服小豆 50 ～ 100 粒。

【方解】此方立意也是道家追求延年益寿目标的体现，所用药物也皆是具有补益肝肾、延年益寿作用的药物。枸杞子补益肝肾明目；核桃仁补肾益脑填精；何首乌为道家“九大仙草”之一，具有补益肝肾、滋阴养血、乌须固发的功效；黑小豆补肾乌发。四味药物均有抗衰老的功效，适合养生保健服用。虽然何首乌可能有偶发的肝毒性，但此处用法相对安全，一般不会引起药毒性损害。本方只有区区四味药，但选方精良，其中核桃仁、何首乌、黑小豆在本地区均有量产，枸杞子作为常用中药，容易获得，因此易于配制，便于推广。（湖北医药学院附属人民医院　时文远）

【点评】《黄帝内经》云：“天食人以五气，地食人以五味。五气入鼻，藏于心肺，上使五色修明，音声能彰；五味入口，藏于肠胃，味有所藏，以养五气，气和而生，津液相成，神乃自生。”人以食为养，本方选用民间常用的补养食材，体现饮食为日用之常，味即日用之理。（点评人：高磊）

6. 王真人白发还黑发方

【组方】

马齿苋子 200g　　茯苓 64g
泽泻 64g　　卷柏 64g
人参 64g　　熟地黄 130g
松脂 130g　　桂心 32g

【来源】此处方名、组成、用法、功效引自尚儒彪著《武当道教医药“兑卦”秘方简介》，原文刊于《湖北中医杂志》2003 年第 25 卷第 3 期 32 页。

【功效】养血乌发。

【主治】原文未述。

【用法用量】将上药研极细面，炼蜜为丸，以温黄酒每次送服 6 ～ 10g，每日 2 次。

【方解】原文按：道人无论男、女都留长发，在头上盘成云结，有一头黑发是代表道人修炼有素，是美的象征。所以道医在美发方面积累有大量的秘方、验方。马齿苋子清肝明目；茯苓利湿健脾；泽泻补肾泄湿；卷柏清热解毒；人参补五脏，大补气血；熟地黄滋阴养血；桂心温肾补阳；《神农本草经》载松脂“久服可轻身延年”；《神农本草经》载卷柏“久服轻身，和颜色”。综合本方用药可以看出既有中医传统的用药特点，也有道家追求延年益寿的思想。本方用来乌发，仍遵循“发为肾之余”的思想，以补肾药为主，符合中医传统用药思路，同时也有道家养生的经验用药参与其中。永葆一头乌发是彰显不老的标志，符合道家追求长生的思想。（湖北医药学院附属人民医院　时文远）

【点评】发者，血之余。血者，水之类。水精奉心，则化血也。又《黄帝内经》云：“肾之合骨也，其荣发也。”是发乃少阴心肾之所主也。若血气盛，则肾气强，肾气强，则骨髓充满，故发润而黑；若血气虚，则肾气弱，肾气弱，则骨髓枯竭，故发变白也。本方阴阳兼补，可益精生血乌发。（点评人：高磊）

7. 王子乔白发变黑方

【组方】

由玉英、容城、金精、长生各等分组成。

（注：甘菊三月上寅日采花，名曰玉英；六月上寅日采叶，名曰容成；九月上寅日采花，名曰金精；腊月上寅日采根茎，名曰长生。诸药采集后置干燥处阴干，不能晒干。）

【来源】此处方名、组成、用法、功效引自尚儒彪著《武当道教医药“兑卦”秘方简介》，原文刊于《湖北中医杂志》2003 年第 25 卷第 3 期 32 页。

【功效】身轻肤泽，乌发健齿，久服可延年益寿。

【主治】原文未述。

【用法用量】将上药研细面，炼蜜为丸，桐子大，每日 3 次用黄酒送服 7 丸。

【方解】此方配伍采用不同时间点的甘菊花、茎、叶为药材进行配伍，非常具有特色。此方疗效虽未躬身尝试，但是其用意鲜明，旨将白发转黑发，具有抗衰老的功效。菊花在武当山地区广有栽培，药材丰富，便于采集。四时节气不同，菊花所吸纳日月精华各异，药效亦有区别，道医们以此将一药多用，颇有特点。（湖北医药学院附属人民医院　时文远）

十四、五官科方药

1. 解毒消溃方

【组方】

石斛 10g　　胖大海 10g
金银花 10g　　地黄 20g
玄参 30g　　麦冬 15g
射干 12g　　黄芩 15g
知母 15g　　蒲公英 15g
连翘 15g　　玉竹 15g
板蓝根 30g　　黄芪 30g
甘草 10g

【来源】湖北医药学院附属人民医院　穆迎涛。

【功效】清热解毒，滋阴凉血。

【主治】反复口腔溃疡、糜烂，溃疡面红，灼痛明显，舌红，苔薄白，脉细。

【用法用量】水煎，日一剂，分 3 次温服。

【方解】知母、石斛、地黄、玄参、麦冬、玉竹滋阴凉血，为君药，胖大海、金银花、射干、黄芩、蒲公英、连翘、板蓝根清热解毒，为臣药；黄芪益气扶正，收敛疮疡，为佐药；甘草收敛疮疡兼调和诸药，为使药。

【点评】《黄帝内经》言："火气内发，上为口糜。"《诸病源候论》亦有："手少阴，心之经也，心气通于舌；足太阴，脾之经也，脾气通于口。腑脏热盛，热乘心脾，气冲于口与舌，故令口舌生疮也。"本方可清热解毒，养阴保津，则口疮自消。（点评人：高磊）

2. 椒辛止痛方

【组方】

花椒 3g　　细辛 3g
防风 6g　　白芷 6g

【来源】湖北医药学院附属人民医院　李旭峰。

【功效】祛风散寒，祛湿止痛。

【主治】寒入少阴型牙痛，遇风寒发作或加重，予热痛减，牙龈肿或不肿，主要鉴于阳虚体质牙周病患者。

【用法用量】水煎、取汁，一半含漱、一半内服。

【方解】花椒温中散寒、除湿、止痛、杀虫，"川椒一两，捣罗为末，以好白面丸如皂角子大，烧令热，于所痛处咬之"（《太平圣慧方》）；细辛祛风散寒、行水、开窍，主治头痛、鼻渊、齿痛；花椒、细辛均散寒止痛，同为君药；白芷祛风、燥湿、消肿、止痛，善治头痛、齿痛、寒湿痹痛，辅助君药加强止痛功效，为臣药；防风祛风胜湿、止痛、解痉；防风与白芷同用，善治头目之风，为佐使药。诸药合用，共起祛风除湿，散寒止痛之功。

【点评】齿为骨之所终，髓气所养，若风冷客于经络，伤髓，冷气入齿根则齿痛，宜扶阳益肾，本方诸药祛下焦肝肾沉寒，祛在里之冷痼，则齿痛可愈。（点评人：高磊）

3. 半夏解毒汤

【组方】

法半夏 12g	连翘 15g
黄芩 12g	枳壳 12g
干姜 9g	党参 12g
黄连 9g	大枣 9g
桔梗 12g	淡竹叶 9g
甘草 6g	

【来源】湖北医药学院附属人民医院　涂焱华。

【功效】清热解毒，健脾益气。

【主治】复发性口腔溃疡。症见反复发作口舌生疮、面色萎黄、消谷善饥、心烦易怒、大便干结或溏稀，舌淡苔黄，脉细或细数。

【用法用量】水煎服，日一剂，三餐后温服。

【方解】口腔溃疡属于中医口疮范围，复发性口腔溃疡多属于脾虚胃强，虚火上浮。半夏解毒汤由半夏泻心汤化裁而来，辛开苦降，平调寒热，补脾清胃。脾气运化如常，气血调和，胃火降，心火泻，口疮自可愈。本方法半夏为君，苦入胃、降逆和胃，辛燥入脾，健脾消痞；同时用连翘、黄芩，连翘清心泻火，能清能疏，为疮家圣药；黄芩味苦性寒，清热燥湿，泻火解毒；黄芩、连翘泻上焦之火，清热解毒；枳壳性微寒，味苦辛酸，理气宽中，行滞消胀；桔梗味苦、辛，性平，归肺经，不仅能载药上行，又可清热解毒，直达病所；黄连、淡竹叶清心除烦，解毒消痈；干姜温中健脾，且避免苦寒太过；党参、大枣补脾益气。本方标本兼治，共奏补中益气、平调寒热、清热解毒之功。

4. 口腔溃疡方

【组方】

地黄 12g	淡竹叶 9g
金银花 12g	蒲公英 15g
紫花地丁 15g	连翘 9g
甘草 3g	野菊花 12g
天葵子 15g	土茯苓 10g

【来源】湖北医药学院附属人民医院　陈静。

【功效】清热解毒，消肿散结敛疮。

【主治】口腔溃疡及疔疮初期。

【用法】水煎服，每日一服。

【方解】方中连翘、金银花、蒲公英、紫花地丁、野菊花、天葵子、土茯苓清热解毒，消肿散结，共为君药；地黄、淡竹叶滋阴清心经热，利小便，使热从小便出，为臣；甘草调和诸药为佐使药。

【点评】口疮者，满口赤烂。此因心脾积热，熏蒸于上，以成口疮。此方清心解毒，则口疮自愈。（点评人：高磊）

5. 黄龙洞眼药

【组方】

硼砂 3g	朱砂 1.5g
冰片 3g	炉甘石 10g
熊胆 3g	珍珠 0.9g
犀角 0.9g	麝香 0.6g
黄连 300g	蜂蜜 180g

【来源】湖北省十堰市武当山旅游经济特区医院　苏仁强。

【功效】明目退翳，清热消肿。

【主治】暴发火眼，红肿溃烂，云翳蒙雾，眼边刺痒。

【用法用量】上方除黄连、蜂蜜外，诸药研极细末，混合均匀，将黄连熬汁 2 次去渣澄清，倾入溶化的蜂蜜浓缩成膏，冷后将八味细药末投入搅匀即得。每用少许，点于眼角，一日 1 ～ 2 次。

【方解】黄龙亭现今位于湖北省十堰市武当山特区武当山乌鸦岭至金顶途中。黄龙洞眼药是世界上最古老的商品之一，其牌匾内容是世界上较古老的广告。这种眼药至少从公元 927 年开始生产销售，并发布广告，距今已有 1096 多年。辽代天显二年（927 年），武当道教丹鼎派第八代传人云霞道长羽化。在此之前，云霞道长就在武当山黄龙洞道观生产眼药等中草药。他为这种眼药打出了一则广告，广告牌匾悬挂在朝山进香的大道上。明朝修撰的《大岳太和山志》对云霞道长有记载，武当山黄龙亭悬挂牌匾的全文如下，匾首：天下驰名黄龙洞眼药在此；右联：有缘早遇，错过难逢；左联：救人疾病，莫大阴功。正文内容：祖传密授制炼龙砂虎液八宝紫金锭，能治云翳攀睛、老眼昏花、迎风流泪，兼治七十二般眼疾，俱用凉水磨点。土眼内有白疔赤肿者，用鸡冠血点；外治小儿惊风，用薄荷汤送下；老年痰火，用滚黄酒冲服；心气疼痛用姜汤送下即愈。又治无名肿毒、红白口疮、蝎螯蛇伤，俱用凉水磨搽即愈。此药大有功效，非与寻常售者可比。凡赐愿者每锭大钱十文或纹银一分，不可短价，而且神洞高远，音语难传。云霞道人谨告。土眼考证为“风火烂眼”（见附录六图一）。这里的道士售药也与众不同，他们是从悬崖上的黄龙洞里垂下一根绳索，绳索下端系着一个竹篮，竹篮垂于朝山进香的神道旁。善男信女中的购药者将钱款放入竹篮，晃动绳索，上面的道士见绳索晃动，即拉上竹篮，取出钱款，然后将药品放入竹篮，放下绳索，购药者取出药品，交易就此完成。故有“黄龙洞的眼药——两不见面”的民间谚语。

【注】由于资源和动物保护问题，此方中熊胆可以人工熊胆或其他功效类似药物替代，犀角可用水牛角替代。

6. 龙胆泻肝汤加味方

【组方】

龙胆（酒炒）10g	黄芩（酒炒）15g
山栀子（炒）15g	泽泻 20g
车前子 15g	当归 15g
地黄 20g	柴胡 15g
甘草 10g	连翘 20g
金银花 20g	白芷 15g
黄柏 15g	野菊花 20g

【来源】湖北省竹山县中医医院　蔡华。

【功效】清利肝胆湿热，泻肝胆湿火上炎。

【主治】治疗化脓性中耳炎。

【用法用量】本方需内服兼外用以增加疗效。口服：上述方药冷水泡半小时，水煎开 20min，取汁去渣，每次 150mL，日 3 次，饭后服用。外用：上述中药以水煎，药液取 50mL 加冰片 1g，冷却后使用。每次以吸管取适量，滴于患侧耳内，每天数次。

【方解】出处：《医方集解》，专属清热剂，用于清泻肝胆实火，清利肝经湿热。化脓性中耳炎，由肝火上炎，肝胆湿热所致，出现头痛目赤，胁痛，口苦，耳聋，耳肿伴脓性分泌物，舌红苔黄，脉弦细有力。治疗上加连翘、金银花、野菊花、白芷、黄柏以疏风清热，解毒消肿。脓性分泌物引发耳前后红肿疼痛，方中用龙胆草大苦大寒，既能清利肝胆实火，又能清利肝经湿热，用量宜小不宜大；黄芩、栀子苦寒泻火，燥湿清热，故苦寒之药不宜久服，久服必伤胃，中病即止；泽泻、车前子渗湿泄热，导热下行，实火所伤，损伤阴血，当归、地黄养血滋阴，邪去而不伤阴血；柴胡舒畅肝经之气，引诸药归肝经；甘草调和诸药且解实火之毒。

【随证化裁】便秘者加大黄 12g（后下）。

【注】山栀子：《中国药典》（2020 年版）为栀子。

7. 中耳炎民间验方

【组方】

生黄柏 30g　　明矾 3g

枯矾 3g

【来源】湖北省十堰市郧阳区城关镇民间中医爱好者　孟承伟。

【功效】清热解毒，凉血止痛。

【用法用量】外用。

【方解】慢性化脓性中耳炎的临床表现为耳漏、耳聋、鼓膜穿孔，古代医著称之“脓耳”。其发病及迁延不愈主要与多种因素相关。黄柏具有泻火解毒、清湿热功能；明矾则具有止血止泻、解毒杀虫功能；枯矾具有止血、解毒、杀虫作用。几种药物共同起到清热止痛、抗炎杀菌的作用。

【点评】《金匮翼》云：“热气乘虚，随脉入耳，聚热不散，脓汁时出，谓之脓耳。”《外台秘要》言：“疗耳脓水通耳，矾石散主之。”而肾主耳，黄柏为足少阴妙药，专能泻肾中相火，本方以二矾合黄柏，可泻火解毒，则脓耳自消。（点评人：高磊）

十五、疫病方药

朱道（长）治瘟疫方

【组方】

千金子 2 钱　　五倍子 5 钱
山慈菇 5 钱　　大戟 5 钱
二丑 5 钱　　巴豆（去油）5 钱
麝香 1 钱　　金箔 10 张
犀角 2 钱

【来源】此处方名、组成、主治、用法引自尚儒彪著《道教医药“巽卦”秘方介绍》，原文刊于《湖北中医杂志》2004 年第 26 卷 5 期 41 页。

【功效】原著未述。

【主治】凡遇瘟疫流行之年，人畜互染，症见头痛如击，高热抽痉，胸中烦闷，欲吐欲泻，腹中绞痛，手足青紫，呼吸困难而亡，若急服此方，针灸并施之，或能十愈八九，稍延时不救。

【用法用量】每次用生姜煎汤送服 1 丸，每日可服 3 丸，配合针灸治疗。取穴：足三里、内关、曲池、上脘、中脘、中枢、合谷，另用青盐 1kg，艾叶 250g（捣碎）用醋拌湿，蒸热敷腹部。

【方解】此方为治瘟疫之方，可见道医对天行疠气亦有所研究。而且攻下峻烈之品亦在所用药物之中，本方具有治疗急症的功效。方中千金子、大戟、二丑、巴豆泻下逐邪，以攻下为主，给邪以去路；五倍子涩肠止泻，佐制上药泻下太过，伤及正气；山慈菇清热解毒；麝香开窍醒神；金箔清热安神定惊；犀角可疗百毒蛊疰，邪鬼瘴气。本方用药符合道家祛邪解毒的用药特点，同时配合针灸治疗，别具特色，可以看出道医治病也是采用多元化的方法，不拘泥于神丹妙药，也精通针灸等中医常规疗法。朱道（长）即武当山道长朱诚德（1900—1990），文献作者尚儒彪称曾拜其为师。此外，由于资源及动植物保护问题，目前临床上采用水牛角（即水牛的双角）作为犀角的代用品，以人工麝香代替天然麝香。（湖北医药学院附属人民医院　时文远）

【注】二丑：《中国药典》（2020 年版）为牵牛子。因巴豆毒性主要在油，此方巴豆去油即为传统中的热压去油制巴豆霜。

十六、其他方药

1. 烫伤膏

【组方】

地榆 20g　　白芷 20g
黄连 20g　　黄柏 20g
黄芩 20g　　紫草 60g
麻油 1 000g

【来源】湖北医药学院附属人民医院　陈静。

【功效】清热解毒，凉血生肌收疮。

【主治】各种烫伤及疮疡。

【用法用量】制法：先将麻油烧至八成熟，将前 5 味药入油炸至黄柏呈深褐色时，再放入紫草，约 10min 后即灭火滤渣，贮油备用。患处有水疱者切忌撕破皮，宜用无菌针刺破放水，然后用无菌纱布浸药油贴敷患处，一日一换。适用于各种烧烫伤，最多 7 日痊愈。

【方解】白芷消肿生肌，为君药；地榆、紫草清热凉血，黄连、黄芩、黄柏清三焦热毒，并有抗菌作用，共为臣药；麻油为辅料，且有凉血生肌作用，为佐使药。

2. 毒蛇咬伤方

【组方】

鲜蛇胆草 100g　　鲜对节草 100g
鲜半边莲 100g

【来源】湖北省十堰市武当山旅游经济特区医院　苏仁强。

【功效】利水解毒，消肿止痛。

【主治】毒蛇咬伤。

【用法用量】三药混合捣烂取汁口服，药渣敷患处，每天 2 次。

【方解】蛇胆草利水消肿，对节草与半边莲清热解毒治疗无名肿毒，3 味鲜药捣烂取汁，共疗毒蛇咬伤，效佳。

3. 蜈蚣咬伤方

【组方】

蜘蛛 3 个

【来源】湖北省十堰市武当山旅游经济特区医院　苏仁强。

【功效】祛风解毒，破瘀消肿。

【主治】蜈蚣咬伤。

【用法用量】蜘蛛捣碎取汁涂抹患处。

【方解】该物苦寒入足厥阴肝经，疗肿，用于蜈蚣、蜂、蝎蜇伤。

4. 蝎子咬伤方

【组方】

白矾 50g　　米醋适量

【来源】湖北省十堰市武当山旅游经济特区医院　苏仁强。

【功效】解毒消肿。

【主治】蝎子咬伤。

【用法用量】白矾粉碎，米醋调，敷患处。

【方解】白矾性寒味酸涩，入肺、胃、脾、大肠经，具有较强的收敛止血定痛作用，治疗虎、犬、蛇、蝎、百虫伤，与醋共用解蝎毒咬伤。

5. 治蜂毒方

【组方】

瓦松 1 个

【来源】湖北省十堰市武当山旅游经济特区医院　苏仁强。

【功效】清热解毒，利湿消肿。

【主治】蜂毒刺伤。

【用法用量】瓦松冲碎贴患处。

【方解】瓦松性酸苦凉，入肝、肺经，清热凉血行血而治百毒，清热解毒利小便而消肿。

6. 万应灵膏

【组方】

防风 20g　　土鳖虫 10g
槟榔 15g　　地黄 15g
虎骨（可用狗骨代）30g　　穿山甲 20g
川乌 15g　　当归 20g
骨碎补 20g　　龙骨 20g
鳖甲 20g　　苦参 20g

乌贼鱼骨 20g	黄柏 20g
黄连 10g	皂角刺 20g
黄芩 15g	白敛 10g
白芨 15g	木鳖子 30g
蜈蚣 10 条	厚朴 15g
川芎 15g	白芷 15g
没药 20g	乳香 20g
肉桂 20g	天花粉 30g
黄丹 1 000g	清麻油 2 500g

【来源】湖北省十堰市武当山旅游经济特区医院　苏仁强。

【功效】软坚散结，化痰消肿，清热解毒，祛风除湿，活血通络，续筋接骨，散瘀血消肿痛，利水。

【主治】腰腿疼痛，腰肌劳损，骨质增生，外伤如跌打损伤，风湿性关节炎，腕部腱鞘炎、火热肿毒红肿初期，淋巴结核瘰疬，也可治一些皮肤病及一些疑难杂症。

【用法用量】采自武当山珍稀药材，严格按季节采挖和炮制，传统和手工制作，疗效范围广，力度强、时间长，一张膏药可重复使用多次（5～7天）。

【方解】相传为宋代道士所创，明宣德年间松山道人为其正宗传人。载："布膏药每张价钱四十文整，朔望之日，药价一串。"由 20 多味中药组成。除黄丹外，银、石器中将药并油内用慢火煎紫赤色，去药不用，却入黄丹一半放油内，持续搅拌，令微黑，更入余黄丹，继续搅拌，须是慢火熬令紫黑，滴在水上不散及不黏手，然后更别入黄丹少许，再熬数沸，如硬时却更入油些少，以不黏手为度。用时量疮大小摊纸上贴之。痈疽发背，诸般疮疖，从高坠堕，打扑伤损，脚膝生疮，远年臁疮，五般痔漏，一切恶疮，并皆治之。此外，由于资源和动物保护问题，此方中虎骨、穿山甲可以其他功效类似药物替代。

【注】乌贼鱼骨：《中国药典》（2020 年版）为海螵蛸。白敛：《中国药典》（2020 年版）为白蔹。白芨：《中国药典》（2020 年版）为白及。此外，黄丹主要成分为铅、硫黄、硝石等合炼而成的四氧化三铅。

7. 桃花散

【组方】

风化石灰 50g　　大黄片 150g

【来源】湖北省十堰市武当山旅游经济特区医院　苏仁强。

【功效】止血。

【主治】创伤出血，疮口出血。

【用法用量】将上述药品同炒，直至大黄片成暗红色，晾冷，研细，装瓶备用。撒伤处，然后用纱布扎紧。

【方解】风化石灰性辛温，入肝、脾经，散血定痛，借风化者，用为锻石，置风中自解，此为止血效用之有力者，配三倍之大黄片同炒，取其破积滞、行瘀血之效方。

8. 生肌散

【组方】

枯矾 50g	陈石灰 50g
熟石膏 40g	血竭 25g
乳香 25g	没药 40g
黄丹 5g	冰片 5g
轻粉 5g	

【来源】湖北省十堰市武当山旅游经济特区医院　苏仁强。

【功效】生肌收口。

【主治】疮疡流脓，刀砍、枪扎出血。

【用法用量】将上述药品同碾成极细粉末，然后装入密闭的瓶中贮藏备用。撒布创面。

【方解】上药合用俱治跌打损伤，血瘀气滞之肿痛。

【注意事项】轻粉为《国家药典》规定的有毒中药。

附录一　清代武当道地、特色之中药兼相关物产

一、清康熙、光绪年间《均州志》卷三之土产

谷：糯稻，有鱼子、燕嘴、柳条诸种，火耕水耨与黏稻等。

蔬：猴头菌；葛花菜；山笋。

果：天师栗（一名娑罗子，大如银杏，味甘美，悬缀崖阿，累累不绝）；无花果（自尔成实，剖食之，色赤而味甘，古刹中几珍如如何树矣）。

木：榔梅（出太和山，榔本梅实，杏形桃核。相传真武折梅枝插于榔树，偶结实，因名）[①]；骞林树（芽茁如阳羡，茶能涤烦热，盖羽衣道流所珍也）；万寿藤（坚多节，刻鸠为杖，可以扶老。李东阳所咏灵寿杖者，即此）。

花：天花（色红而艳，悬丝尺余，秋末遍山谷）。

草：淡巴菰（俗名烟，因气辛，能御瘴疠）；千年艾（……结实如青珠、丹颗之类，为灸炷最良）。

药：藜芦（茎似葱白，青紫色，高五六寸，花肉红色，俗亦呼为鹿葱）；九仙子（蔓生，爰附物，与茑萝同。叶际茁枝，或一或二，袅袅下垂，绽蒙绒花，实如灵栗，珠甚繁，秋暮可撷）[②]。

禽：我师（褐衣、金距、红足、碧爪，每清秋于孤峰深林中鸣呼“我师”，彻夜不止）；半步乐（形似黄雀，数十为群，音如鼓瑟）；竹鸡；蝉鹃。

兽：羚羊；麝。

鳞：鳙；鲢。

---

① 此处应出自《本草纲目》：（时珍曰）榔梅出均州太和山。相传真武折梅枝插于榔树。誓曰：吾道若成，花开果结。后果如其言。今树尚在五龙宫北，榔木梅实，杏形桃核。道士每岁采而蜜煎，以充贡献焉。榔乃榆树也。参见李时珍．本草纲目［M］．王育杰，整理．北京：人民卫生出版社，2016.

② 九仙子见《本草纲目》，【释名】仙女娇，【集解】时珍曰：九仙子，出均州太和山。一根连缀九枚，大者如鸡子，小者如半夏，白色。二月生苗，蔓高六七尺，茎细而光。叶如乌叶，而短扁不团。每叶桠生子枝，或一或二，袅袅下垂。六七月开碎青黄色花，随即结实。碎子丛簇，如谷精草子状。九月采根。【气味】苦，凉，无毒。【主治】咽痛喉痹，散血。以新汲水或醋磨汁含咽，甚良（时珍）。参见李时珍．本草纲目［M］．王育杰，整理．北京：人民卫生出版社，2016.

二、清同治年间《竹溪县志》卷十五

1. 药之属

天门冬、石菖蒲、牛蒡子、车前、白及、黄柏、川芎、木瓜、牵牛、百合、山药、枸杞、芍药、益母、五味子、葛根、通草、苍耳、贯众、泽兰、小茴香、艾、乌药、金银花、五倍子、五加皮、何首乌、地骨皮、薄荷、杜仲、花椒、厚朴、皮党参。

2. 其他与中药有关之物产

谷之属：香秔、芒谷、红黏、白黏、麻黏、糯谷、大麦、小麦、玉麦、燕麦、荞、黍，粟、黄豆、黑豆、绿豆、小豆，豆之赤、白、绿三色，赤者“堪入药”。豇豆、豌豆、芝麻、王蜀黍（俗名苞谷）。

蔬之属：葱、蒜、韭，芹、芥、苋、莴苣，大头菜、菜薹，青菜、白菜，茯苓白（形如茯苓），蔓青、油菜、瓢儿菜，茄，匏、葫芦、萝卜、圆根、刀豆、扁豆、王瓜、冬瓜、丝瓜、甜瓜、苦瓜、菜瓜、番瓜，笋、木耳、香菌、羊肚菌、猴头菌；葛花、葛根，蕨菜。

果之属：桃、杏、李、梅、石榴、胡桃、樱桃，银杏（即白果），苹果、梨、枣、栗、柿，荸荠、甘蔗、西瓜。

竹之属：水竹，苦竹、山竹、茨竹、紫竹、斑竹、金竹，龙头竹。

木之属：松、柏、杉、棕、桐、椿、槨、楸、槐，榆、柳，铁梨、花梨，白杨、黄杨，黄桑、乌桑。

花之属：牡丹、芍药，兰、菊，桂，葵，莲，迎春、啬薇[①]、山茶、金盏、玉簪、金钱、石竹、鸡冠，天竹、木香、茨梅、海棠，绣球、粉团、忍冬、蜡梅，月季、紫荆、栀子、凤仙、芙蓉、夜合，锦屏、瑞香。

草之属：蒲，茅，藤，葛，棘，鹿葱，龙须，紫草，竹节。

禽之属：鸡，鸭，鹅，雉，画鸡、锦鸡，竹鸡，画眉，布谷，野鸡，啄木鸟、八哥，黄莺、鹭鸶，雀，鹰，鹞，鹊，鸦，鹑，子规，斑鸠。

兽之属：牛、马，骡、驴，猪、羊，猫、狗，虎、豹，豺、鹿，麂、獐，野猪，山牛、山羊，羚羊，熊，猿，猴，兔、獭，竹鼠，狐狸，黄鼠，刺猬。

鳞之属：鲤，鲫，鳊，鳜，鲢，鳝，鳅，鲸，黄颡，白鱼，桃花，露鱼，麦穗，泉鱼、鲇鱼、土鱼、马口鱼。

介之属：龟，鳖，虾，石蜞，田螺。

虫之属：蝎，蛇，蜘蛛，蜜蜂，守宫，蝉，蝶，萤，蛙，蚯蚓，蚁，蟾蜍，蟋蟀，蜻蜓，螳螂，蝼蝈，蝇。

① 疑蔷薇，原文如此。

货之属：麻油，白蜡，黄蜡，花椒，红花，棉，棕，板木，熊掌，蜂蜜，炭，漆，紫草，麻，羊筋，藕粉。

三、清同治年间《房县志》卷十一

1. 药类

狮头党参，丹参，苦参，黄精，玉竹（即尾参），厚朴，瓜蒌，黄柏，木瓜，芫花，苍术，香附，牵牛，柴胡，南星，半夏，茯苓，远志，何首乌，菖蒲，女贞子，五加皮，枸杞子，防风，天麻，细辛，川芎，茜草，天花粉，威灵仙，王不留行，稀莶，苍耳，紫苏，药百合，牛膝，杜仲，黄芩，蛇床，薄荷，旱莲，车前，益母草，葛根，蒲公英，石膏，金钗石斛，麝香，山（查）【楂】，胆草，桔梗，谷精草，升麻，光明草，射干，藿香，青木香，木通，牡丹皮，瓜蒌子，枳壳，蒙花，木贼，地骨皮，防己，茵陈，山加皮，南木香，猪苓，赤芍，天门冬，知母，前胡，胡黄连，黄精子，独活，赤苓，荆芥，枳实。

2. 其他与中药有关之物产

谷类：粳、糯，粟、大麦、小麦、荞麦、苞谷、燕麦、黍子、高粱、芝麻。

豆类：豇豆、刀豆、蚕豆、小豆（有红、白、青数色）、四季豆、月月豆、蛮豆、画眉豆、绿豆（一作粉豆）、八月豆、马料豆、豌豆、扁豆（有赤、白二种）。

蔬类：芥（有红、白二色），菜（有青、红、白、乌数色），崧，菠，芹（有水旱、家野二种），莴苣，辣菜（有红、白、青、花数色），葱，韭，姜，山药，薤（即野韭菜，土下有金始生之），莙荙（土名甜菜），油菜，慈姑，蔊菜（生荒地，俗名地米菜），秦椒（俗名赛胡椒辣子，有青、红、黄三色），荠，金针（俗称黄花菜），沙芋，百合，蒜，藕，马齿苋，绣球白（生山中），苋，芋，同蒿[①]，茄（有紫、白二种），芸苔，若无，芜菁，芫荽，苦荬，红白薯，洋芋。

瓜类：冬瓜，南瓜，西瓜，白瓜，黄瓜，菜瓜，香瓜，甜瓜，苦瓜，丝瓜，金瓜，匏（即葫芦，数种），瓠，马勃瓜，葫芦[②]，搅瓜，包瓜（形似金瓜色而大）。

芝栭类：木耳（有红、白、黑三种，白者尤贵），香蕈，土蕈，羊肚蕈，猴头蕈，紫蕈，青头蕈，黄丝蕈，露水蕈，重阳蕈，鹅掌蕈。

---

① 又名茼蒿。

② 似与前匏重复，原文如此。

花类：桂，丹桂，四季桂，菊（黄、白、红、紫，有百余种），牡丹，芍药，紫薇，梅（有红、白二种），吊篮花（可疗疾），海棠，蔷薇，月季，蜡梅，西府铁角，杜鹃（色有数种，俗名映山红），迎春，绛桃，夹竹桃，棠棣，千瓣榴，玉兰，凤仙，素心兰，辛夷（一名木笔，《群芳谱》云：生汉中、魏兴川谷，故花至今），蕙，野蔷薇，珍珠花，紫萼，玉簪，荷包牡丹，玫瑰，缠枝牡丹，十姐妹，芭蕉，梅桂花，金银花，绣球花，粉棠花，绣鞋花，莿苞梅，水桂花，桃李，墨香花，碧桃。

果类：桃，杏，李，栗（有大小），梨（类多），银杏，樱桃（一名含桃），石榴，来禽，核桃，羊桃，柿（牛心、宝盖、牛奶、羊奶数种），枣（一名木枣），柑，橘，香橼，芦橘，鸡距子（俗名拐枣），葡萄，甘蔗，荸荠，落花生，苹果，榛，野葡萄，梅子。

木类：松，柏，杉，槐，楸，桐，榆，柳，椿，柞，桑，柘，枫，白杨，黄杨，红豆木，冬青，檀，花栎，铁刚木，青钢（梨）【栎】，白蜡木。

竹类：龙头竹，凤尾竹，水竹，黄竹，薰竹，煎竹，斑竹，苦竹，笙竹，石竹，紫竹，荆竹，笋（《尔雅》：竹萌也。春夏雨中裂土而出，不减益阳冬笋）。

羽类：鸭，锦鸡，画鸡，竹鸡，秧鸡，鸡，绶鸡，鹅，雉，凫，绣鸡，鸳鸯，鸂鶒，鹭鸶，翡翠，莺，鹤，啄木，淘河，鹂，鸲鹆，鷓鴣，鹁鸽，割麦插禾，脊令，画眉，鹊，蜡嘴，鸦，瓦雀，蒿鹊，鸠（类多），雕，鹰，鹞，金翅，棉花包，猫儿头（即鸮），杜鹃（子规），点水雀。

毛类：牛，马，驴，骡，犬，豕，羊，虎，豹，熊，鹿，獐，麂，青麂，兔，猿，狐，貉，獾，豺，狼，竹鼲，山羊，盘角羊，盟棕羊，豪猪，果狸，松鼠，刺猬，麋，獭。

介类：鳖，蚌，螺蛳，螃蟹，虾。

鳞类：鲤，鲫，鲇，鲢，鲩，鳍，鲂，鳣，鳀，鳅，鱼（养堰塘中，可得三二尺，然亦罕见，其田溪所产者曰：洋鱼，泉鱼，露鱼，蒿簪，麦穗，桃花，白霸，石扁头，味颇佳，惜无巨者）。

救荒类：蕨，箕，灰菜子，竹米，金刚藤，观音粉，老鸦蒜，榆皮，橡实。

四、清同治年间《竹山县志》卷六

1. 药属

黄精，玉竹，白及，苍术，紫苏，赤芍，南星，乌药，元参，丹参，沙参蛇床子[①]，土牛膝，五倍子，杜仲，山栀子，厚朴，牵牛，管仲，黄薜，葛根，苍耳子，麻黄，益母革[②]，何首乌，丹皮，川芎，连翘，香附子，天花粉，五加皮，夏枯草，土茯苓，白头翁，麦门冬，石斛，石苇，蒲公英，商陆，紫背天葵，紫花地丁，天门冬，桑寄生，鬼箭羽，赤箭天麻，车前子，苦参，覆盆子，芫花，密蒙花，茵陈蒿，葶苈子，王不留行，蝉蜕露蜂房[③]，柴胡，茜草，通草，木通，鹅不食草，木贼，青葙子，雷丸（五叶草）。

2. 其他属

谷属：稻，香稻，糯稻，黍，稷，秫，小麦，麰（即大麦），苦荞，花荞，芝麻，西谷，燕麦，芽谷，玉蜀黍（即苞谷，山中所恃为常飧），黄豆，绿黄豆，花黄豆，酱色豆，冬豆，绿豆，黑豆，豌豆，马料豆，饭豆，赤小豆，白小豆，蚕豆。

蔬属：葱，蒜，韭，芸苔，菘，苜蓿，苋芹，蕨（根作粉），蘿，苣，胡荽，芥，菠，棱，莙蓬，莴苣，莱菔，豇豆，绣球白大头菜，海椒（辣子），四季豆，扁豆，刀豆，螃蟹豆，金针，藕，蕹。

瓜属：锦荔芰（苦瓜），番薯（即红术），山药，芋，洋芋，西瓜，冬瓜，倭瓜（即南瓜），甜瓜菜瓜[④]，丝瓜，黄瓜，金瓜，王瓜，搅瓜，匏，瓠，茄，蒟蒻（即魔芋）。

芝耳属：香蕈，土蕈，木耳，羊肚，猴头，地花，石耳，红耳，白耳。

果属：桃，杏，李，枣，栗，柑，橙，枳，橘，樱桃，羊桃，羊奶橘，金钱橘，皱皮柑，柿，梨，梅（安海），石榴，柚，山楂，胡桃，软枣，枳椇（即拐枣），葡萄，林檎，枇杷，花红，柰，无花果，银杏（白果），木瓜，海桃，冬桃，榛，李梅桃，香橼，棠梨，落花生。

竹属：黄竹，水竹，苦竹，斑竹，紫竹，金竹，山竹，凤竹，丛竹，箳（竹字头下面一个聊）竹，龙头竹，南天竹。

木属：松，柏，楸，桐，槐，柳，榆，樟，桑，香杉，棕榈，杉椰，黄檀，白檀，花栎，皂角，栲，槲栎，青刚栎，漆，杞，椿，棣，梓，棣柘，黄杨，白杨，黄栌，女贞，楝，冬青，柽柳，桧，枞，水白蜡，椴，桦，楠，无患子，楮，构，裯，铁坚木，乌桕，梧桐，琴桐，油桐，茶，枫，柜柳，相思子（银豆）。

---

① 应分别为沙参、蛇床子。

② 应为益母草。

③ 应分别为蝉蜕、露蜂房。

④ 应分别为甜瓜、菜瓜。

花属：梅，桂，石榴花，木槿，合欢，紫荆，紫薇，绛桃，碧桃，蜡梅，牡丹（有雪白、粉白、朱红、桃红、重楼、千瓣数种），蔷薇，海棠，西府海棠，月季，玫瑰，绣球，玉兰，八仙，杜鹃，木笔，钱梗（海棠），木芙蓉，三月梅（以上木本）。春兰，吊兰，莲（有红、白二种），菊（佳品甚多，不能备载），葵（有数种），芍药（有红、白色），秋海棠，蝴蝶花，水桂，子午莲，玉簪（白紫），萱，凤仙，老少年，鸡冠，迎春万寿菊，鱼肚牡丹，铁线莲，西番莲，虞美人，转枝莲，金丝桃，金雀，洋绣球，瑞香夜落金钱（以上草本）。

草属：吉祥草，排香草，龙须草，虎耳草，金刚藤，忍冬藤，粉葛藤（根作粉），蒲，蓼，蘋蘩，昨叶何草，石菖蒲，翠云章，灯笼草，竹叶草，旱莲草，狼尾草，独角仙，苦味莲芭蕉，甘蔗。

禽属：锦鸡，翟鸡，野鸡，土鸡，吐绶，竹鸡，乌鸦，鹊，山鹊，鹰，雕，姑恶，鹞白鹇，山鹦哥，练鹊，鹌鹑，鸺鹠，啄木鸟，白头翁，画眉，黄雀（以上山禽）；鸽，燕，绶带，巧妇鸟，春去了，子规，黄鹂，沙和尚，雀，鸠，鸣鸠，戴胜，蜡嘴，反舌，鸲鹆（八哥），飞生（以上原禽）；雁，鹳，鹭鸶，鹈鹕，鸬鹚，信天翁，凫，天鹅，鸨，秧鸡，鵞，鸳鸯，沙燕，翡翠（以上水禽）；鸡，鸭，鹅（以上家禽）。

兽属：牛，羊，犬，猪，猫，马，驴，骡，虎，豹，熊，貘，豺，獭，猿，猕猴，狨（即金丝猴），兔，獐，麂，獾，狐，貉，果子狸，山羊，野猫，豪彘，野猪，刺猬，狼，麞，竹鼬，田鼠，毛鼠，鼠狼。

鳞介：鲤，鳊，鲭，鳃，鳜，鲇，鲫，赤眼，黄颡，鳙即胖头，鲍即鲢鱼，鲩即草鱼，孩儿鱼，白鱼，鳜，鳠，鳟，鳅，虾，鳖，螺，蚌，蟹，金鱼，守宫。

虫属：蜂，蝶，萤，蜩，螳螂，蜻蜓，蝉，天牛，蝼蛄，蚕，鼠妇，土鳖虫（地鳖），促织，蚱蜢，蟾蜍蛙，蚰蜒，马陆，蜗牛，蛞蝓，葛上亭长，蟋蟀，蜈蚣，蚓。

货属：漆（商人谓之西漆，各州所产，此为上品），蜜，黄蜡，笋干，桦皮，洋芋粉，桃皮苎麻，棠麻，桐油，麻油，菜油，熊掌，鹿筋，蚕茧，麝香。

石属：山水石，虎皮石，龙文石，雨点石，黄白石，五色石，绿松石（向奉开采旋禁）。

五、清同治年间《郧西县志》卷五

1. 百草属

王瓜，南瓜，冬瓜，菜瓜，甜瓜，丝瓜，癞瓜，西瓜，瓠子，葫芦，茄子，赛胡椒，白菜，辣菜，油菜，莙达菜，莴苣菜，莴笋，菠菜，苋菜，马齿菜，韭菜，蒜，葱，荠菜，白花菜，萝卜，红萝卜，芹菜，荆菜，元合，苜蓿（以上蔬属）；芋，毛芋，鬼头芋，慈姑，百合，山药，土豆，火头根，棉枣，蕨粉，葛粉，老鸦蒜（有毒），红署[①]；芭蕉（以上根实可以疗饥）；北艾，茵陈，牵牛，瞿麦，藿香，小茴香，车前子，马鞭草，牛蒡子，蛇床子，豨莶草，益母草，夏枯草，光明草，通草，葛花，芫花，金银花，密蒙花，枸杞，苍耳，莨菪子，香附，五加皮，地骨皮，柴胡，瓜蒌，天花粉，地榆，青木香，马兜铃，商陆，葛根，山豆根，茅根，千头参，淫羊藿，白及，白蔹，石菖蒲，苦参，萹蓄，石斛，苍术，木贼，半夏，泽兰，罂粟，淡竹，黄精，青藤，薄荷，薏苡，忍冬藤，蒲公英，连翘，桔梗，兔丝[②]，五倍[③]，蒺藜（以上药属）；凤仙花，龙爪花，玉簪花，虞美人，蕙兰，鸡冠花，蜀菊花，回回菊，万寿菊，月月红，十姐妹，玫瑰花，蔷薇，串枝莲，向日葵，萱草花，胭脂花，水桂花，山丹花，莲花，蝴蝶花，芍药（以上卉属）；白毛，黄狗毛，黄蓓草，狗儿秧，黄蒿，绵葛，马鬣草，花蛇草，焦葛，青葛，红葛，上天龙，苎麻，唐麻，火麻，童蒿，白蒿，羊蹄菜，水蓼，旱蓼，苇，山葡萄，羊桃，火艾，薇蘅（以上庶草）。

2. 其他属

稻属：芒，谷，麻占谷，白米粘，银线粘，土黄粘，出手粘，红米粘（一名乱麻粘），七粘子，盖草黄，矮老谷，冷水谷，马鬃赤，矮脚弯，金子谷，麻谷子，倍倍金，旱八石，旱稻谷。

糯属：柳条糯，猪豕糯，红糯子，白糯子，狼尾巴，鸭儿糯。

粱属：高粱，野鸡梗，露仁子，玉苞谷。

菽属：黄豆，黑豆，小豆，绿豆，黄花豆，扁豆，白扁豆，坡（[illegible]）【豇】豆，豌豆，白花青，天鹅蛋，马踏匾，朱砂红，邓州白，观音豆，老鸦眼睛（以上朴生）；线（茳）【豇】豆，赤（茳）【豇】豆，白茫豆，泥秋豆，龙爪豆，大刀豆，猪牙豆，月月豆，兔儿腿，刀豆，肥母鸡豆（以上蔓生）。

麦属：戴花老，铁杆躁，粟肆躁，和尚头（一名光头躁），大蚕条，白麦（以上小麦）；大麦，红大麦，玉麦（以上大麦）。

黍属：饭黍，糯黍。

稷属：青粟谷，白粟谷，毛涝谷，吊金黄，打过粱，棕蓑衣，竹根糯，龙

① 应为薯。

② 应为菟丝子。

③ 应为五倍子。

爪糯，红糯谷（一名老来红），子母齐，马缰绳，六十日谷。

杂粮：甜荞麦，苦荞麦，玉（蓟）【蜀】黍，千穗谷，薏苡谷，芝麻，荏子，蕨粉，棉花。

六扰：马，驴，骡，黄牛，水牛，山羊，鸡，鸭，洋鸭，鹅，狗，狮子狗，猪，猫，鹁鸽，羔羊。

山禽属：野鸡（即雉也），鶾鸡（即翟），聒聒鸡，变鸡，潮鸡，锦鸡（即鸲鹆），竹鸡，喜鹊，麻喜鹊（一名山鹊），乌鸦，雀，黄豆蝻子，蒿鶑（即鷦鷯也，一名女工），画眉，斑鸠，马翠，泥诈，啄木鸟，八哥子，牛矢八哥，鹌鹑，铜嘴雀，碓嘴歪雀，错倒鹊（或云即杜鹃），瓦屋鹊，寒号鹊（其毛春生秋落，矢口五灵脂）。

水禽属：百合，老鹳，鸥，鹙，鹭鸶，鸳鸯，鱼鸦（亦呼鹭鸶），凫（水鸭），油葫芦（即鴗翠），点水虫（即鹡鸰，亦名鸡梁），秧鸡。

宾禽属：雁，燕（即鳦也），黄鸟（即博劳），布谷鸟（即鸣鸠），播谷雀（俗谓之换工拔蒿），催春鸟，铁翅拐，烤雉（或云即促获），醉醉的睡，推磨雀。

鸷禽属：鹰，鹞，毛鹞子，拜鹯子，阜鹰（即阜雕）。双鹰（一日双鸟，亦曰双雕），芝麻雕，云头，凤头鸮，鸦虎，老鹰，棉花鸮（或云白鹭），白鸮，鸱鸮（俗名鸱鸡，恶鸟），猫儿头（一名夜视鹰，一名恨乎，恶鸟也）。

走兽【属】：梅鹿，马鹿，麂子，兔，香獐，羚羊，鬃羊，獾猪，鸾猪，竹鼠，山鼠，野猪，茨蜩，白眉子（以上山兽）；獭（一名水猫，一名海龙）（此为水兽）。

缘兽属：熊，石猴，马猴，毛老鼠。

猛兽属：虎，豹，金钱豹，梅花豹，雨点豹，乌云豹，糊叶豹，土豹，豺，犴狗，狐，狸，九节狸，黄腰狸，野猫，黄鼠狼。

昆虫【属】：蜜蜂，崖蜂，蛾，簸箕虫（伊威也，一名鼠妇），螳螂，推车汉（即蜣螂），萤火，蝶，蠓蠛（以上翅而飞）；蜘蛛（能医蛇创），蛇蜍（一名蛇大夫，在山曰蜥蜴，在壁曰蝎虎，亦曰守宫），蟾蜍（俗名癞蛤蟆，眉曰蟾酥，肪可涂玉），蛐蜒（即蛱虷），土狗（一名石鼠，一名蝼蛄，一名穴鼠，善没，又能飞），促织（即蛩也，一名虾孙，一名青蜩，一名蟋蟀，一名螽斯，一名莎鸡，一名趋织）（以上虫而有足）；蜗牛（一名蜣蝓，食之已风），螺蛳（能清热），水蛭（一名蚂蟥，一名蚂蜞，能治血癥）（以上虫而无足）；土蝮蛇，构皮老蛇，青竹彪蛇，风稍蛇，乌稍蛇，野鸡项蛇，七寸蛇，菜花蛇，黄汉蛇，蝎子，马兰蝎，水蝎，七里游蜂，葫芦蜂，土蜂，蛇皮蜂，麻子蜂，黄蚱蜂（以上毒虫）；寒蝉（即蜩也，俗名秋凉，蛴螬所化，可治目疾），知乐子

（亦蝉），蜻蜓（水虫所化），果蠃（桑虫所化），屈蠖（俗名量布虫，能化蝶），蝙蝠（鼠食盐化，亦自乳）（以上化虫）。

水族：鲤鱼，鳖鱼，黄颊鱼（《山海经》曰鳡鱼，即此），鲫鱼，红眼鱼，露鱼，桃花鱼，金鱼，白把鱼，黄颡鱼，黄鳝，泥鳅（以上鱼属）；螃蟹，水龟，鳖，蚌蛤（以上介属）。

百木：五月桃，扁桃，碧桃，冬桃，赤李，黄李，白李，柰子，苹果，杏，胡桃，枣，梨，柿，石榴，栗，拐枣，椒，银杏，白果，樱桃（以上果木）；槐花，柏子，楝子，桂皮，厚朴，杜仲，常山，桑白，山茱萸，棕榈，枣仁，梅肉（以上药属）；梅，红梅，绿萼梅，海桃，绛桃，桂，牡丹，海棠，石榴（与果类不同），迎春，木华，紫薇，栀子，三月梅，木槿，木瓜，紫荆（以上木之卉属）；柏，白椿，楸，白扬，柳，桑，檀，柘，榆，乌柏，花檎，青檷，铁橿，槲，黄楝，柚桦，槐（一名绒花），涣香，红豆，黄栌，椴，白蜡，桐枫，梧桐，漆，丝棉，楮，山槿，桴子，构，棕，黄杨（以上木之可用者）。

竹类：山竹，家竹，麦竹，金竹，水竹，辽竹，枯竹，攒竹，茨竹，斑竹。

菌类：菌子，灰包，羊肚子，地花，地栭（以上土菌）；木耳，猴儿头，树鸡，五倍，佛指甲（茯苓），香蕈（以上木菌）；撮合山（石菌附）。

石类：文石，上水石，水晶石，硐石，砺石，火石，密陀僧（附）。

庶产类：绵纸，火纸，木炭，山铁，白欀，笋干，槲皮，橡椀，菜药。

附录二　明嘉靖《湖广通志·郧阳府》土产

苍礬[①]，雷丸，石膏，竹鼦[②]，麝香，俱房县出；筀竹，箣竹，鯇，蚌，核桃，蔓青，忍冬藤，俱在郧西县出；通草各县俱有之；花桑木，青蛇，野猪俱竹山县出；榛子，商陆，杜仲，漆，木耳，唐蔴俱在竹溪县出；乌头，升麻，青藤根俱在保康县出。

---

① “苍矾”（蒼礬）这个名词罕见，但“矾”的种类很多，苏颂云：“其色各异，谓白矾、绿矾、黄矾、黑矾、绛矾也。”所以苍矾可能是矾的一种。（北京大学郑金生教授注）唐《元和郡县图志》称房州贡苍矾。苍，据《汉语大词典》其引申义为“青黑色”，可推断“苍矾”乃绿矾又一称呼。

② 竹鼦：一种以竹根为主食的地中生活的鼠类。南方多见，现已有人工饲养。（北京大学郑金生教授注）《本草纲目》载：【释名】竹㹠［（时珍曰）鼦状其肥，㹠言其美也］。【集解】（时珍曰）竹鼦，食竹根之鼠也。出南方，居土穴中。大如兔，人多食之，味如鸭肉。《燕山录》云：煮羊以鼦，煮鳖以蚊。物性相感也。肉，【性味】甘，平，无毒。【主治】补中益气，解毒。

附录三　明·任自垣《敕建大岳太和山志》林植检第八篇卷之第十

神芝：万年松、千年艾、榔梅树、蕙兰、葛乳、松萝、天花、云竹、莎萝树[①]、芳骞树、石灯心、山肴野蔌（松菌、笋脯、橙汤、术煎、芎茶、蜜酒、栗饭、橡糕）。

灵芝奇药：苍术、桔梗、前胡、柴胡、天麻、升麻、天南星、半夏、枸杞、厚朴、麦门冬、地骨皮、天花粉、山桂皮、金沸草、龙胆草、紫花地丁、五加皮、何首乌、覆盆子、藜芦、黄柏皮、管仲、大戟、亭苈[②]、远志、菊花、细辛、芫花、商陆[③]、茵陈、白鲜皮、桑白皮、地榆、金银花、五倍子、青木香、山当归、血藤、石菖蒲、香白芷、香附子、草乌头、白芨、苦参、威灵仙、胡麻、白药子、黄药子、天门冬、稀签草[④]、黄精、山药、防己、玄参、牛膝、白何首乌、木贼、爪漏、芍药、车前子、藋麦[⑤]、扁畜[⑥]、连翘、山地黄、牛蒡子、辛夷、朱砂根（治喉痛）、九仙子（治喉闭）、隔山消（治膨胀积滞）、独角莲、紫芝麻、杜管、四两银、重楼、便牵牛、刺春。

① 疑娑罗子。

② 疑葶苈。

③ 疑商陆。

④ 疑豨莶草。

⑤ 疑瞿麦。

⑥ 疑萹蓄。

附录四　明·凌云翼、卢重华《大岳太和山志》卷之四上供仙品与灵产物类

一、上供仙品

春季：盐干笋、盐干鹰嘴笋、鹿尾笋、带衣笋、骞林茶、隔山消。

秋季：蜜煎黄精、蒸晒黄精、蜜煎蒸晒黄精、蜜煎榔梅。

二、灵产物类

花木：松、杉、桧、柏、莎萝[①]、花梨、栗、橡、蕙、兰、赤榔、灵寿杖、迎春花、茅香。

药类：苍术、桔梗、前胡、柴胡、天麻、升麻、半夏、厚朴、天南星、枸杞子、麦门冬、蕤蒌、地骨皮、天花粉、山桂皮、管仲、金沸草、龙胆草、五加皮、大戟、何首乌、覆盆草、紫花地丁、芫花、黄白皮、白鲜皮、桑白皮、葶苈、金银花、五倍子、青木香、远志、山当归、石菖蒲、香白芷、菊花、香附子、草乌头、黄药子、细辛、稀莶草、白何首乌、车前子、商陆、山地黄、牛旁子[②]、硃砂根[③]、茵陈、九仙子、隔山消、独脚莲、地榆、紫草麻、四两银、便牵牛、血藤、黑牵牛、凤眼草、益母草、白及、灵芝草、淫羊藿、黄精、山药、防已、玄参、牛膝、木贼、苽蒌[④]、芍药、藋麦、扁畜[⑤]、连翘、辛夷、杜管、重楼、刺春、薄荷。

---

① 疑娑罗子。

② 疑牛蒡子。

③ 疑朱砂根。

④ 疑瓜蒌。

⑤ 疑萹蓄。

附录五 《武当山志》卷一·五 植物与特产

古代树木：圆柏、木瓜树、桂花树、铁杉、天师栗、巴山松、乌冈栎、槐树、黄连木、山白树、巴山榧树、黑壳楠。

稀有树木：水杉、珙桐、银杏、香果树、篦子三尖杉、金钱松、山白树、榧树（红豆杉科）、水青树、杜仲、胡桃、鹅掌楸、天竺桂、华榛、金钱槭、领春木、天目木兰、蝟突、天目木姜子、厚朴、青檀、白辛树、紫茎、楠木、红椿、核桃楸、豆腐柴、刺五加。

果树：猕猴桃、君迁子、枣、火棘、桑椹果、苹果、山莓、枇杷、葡萄、北五味子、花红、葛藟、木通、板栗、巴山榧、金樱子、茅栗子、野山楂、插田泡、锥栗、郁李、木瓜、尾叶樱桃、桃、拐枣、李、藤胡颓子、梅、木半夏、樱桃、四照花、温州蜜桔、柿、石榴。

花卉：武当木兰、翠兰绣线菊、小叶女贞、天目木兰、月季、迎春花、忽地笑、棣棠、栀子、秋海棠、紫荆、萱花、青荚叶、石竹、玉簪、杜鹃花、剪秋罗、蕙兰、湖北海棠、南天竺、建兰、太平花、山梅花、金丝桃、四照花、海桐、芫花、菱叶海桐、紫薇、剪秋罗①、虎耳草、连翘、紫金牛、疏毛绣线菊、桂花、太平花②、绣球绣线菊、女贞、土装绣线菊。

药用植物：天麻、七月一枝花③、绞股蓝、何首乌、巴戟天、延龄草、八角莲、天竺桂、千年艾、灵芝、毛脉蓼、牛皮消、黄连、盾叶薯蓣。

特产：（明代贡品春）盐干笋、盐干鹰嘴笋、鹿尾笋、带衣笋、骞林茶、九仙子、隔山消；（明代贡品秋）蜜蒸黄精、蒸晒黄精、蜜煎榔梅。

（清代襄阳府土贡品，主要为武当山出产）蔗、姜（生姜）、万年松（卷柏）、骞林叶（茶叶）、灵寿杖、茅香、白衮荷、榔梅等。此外还有漆、桐油、木籽油（乌桕油）、五倍子、红根、栓皮、山桂皮等。

---

① 疑重复。

② 疑重复。

③ 疑七叶一枝花。

附录六　清光绪十年《兰元堂置·济世汇方》

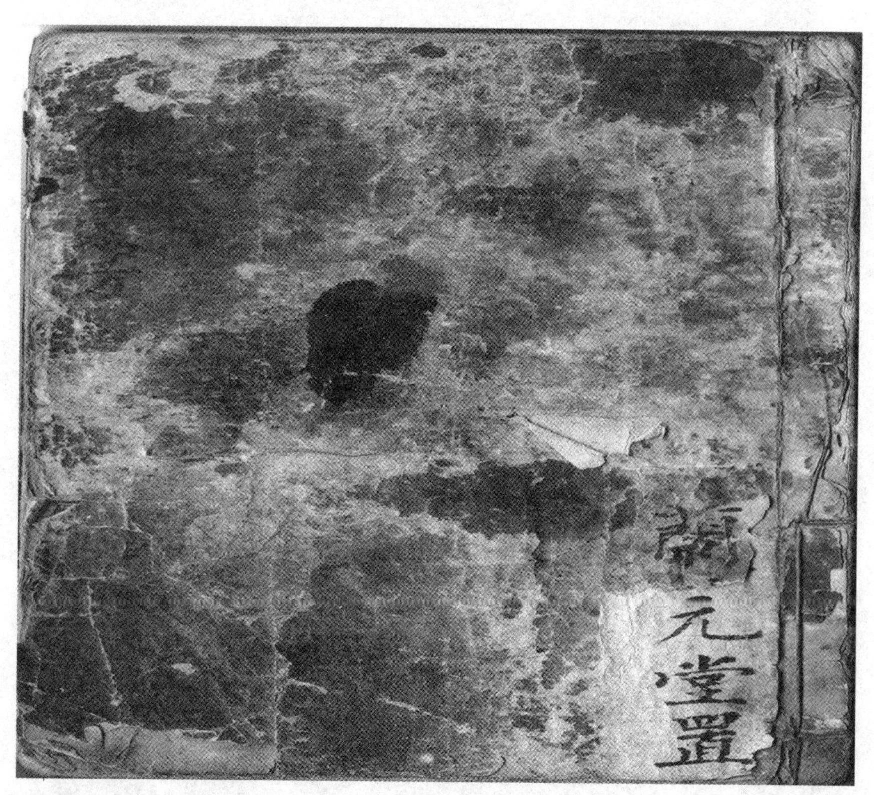

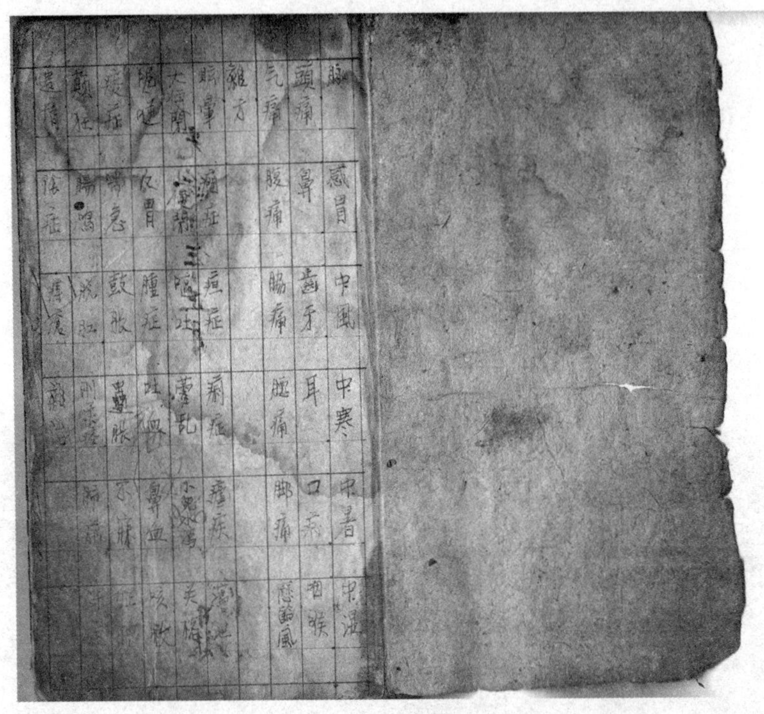

感冒　中風　中寒　中暑　中湿

頭痛　鼻　齒牙　耳　口舌　咽喉

气痛　腹痛　腸痛　腿痛　脚痛　歷節風

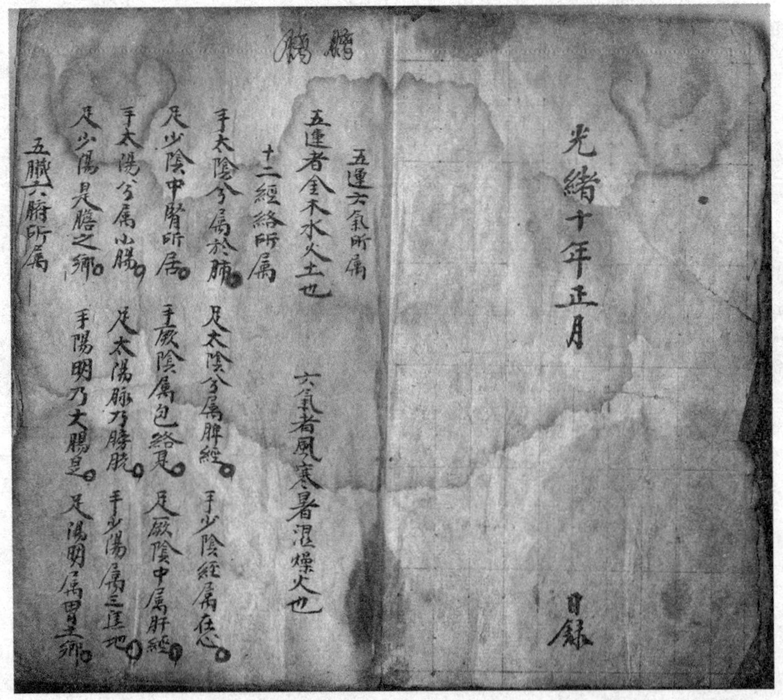

臟腑

光緒十年正月

目錄

五運六氣所屬

五運者金木水火土也

六氣者風寒暑濕燥火也

十二經絡所屬

手太陰分屬於肺　足太陰分屬脾經　手少陰經屬在心

足少陰中腎所居　手厥陰屬包絡是　足厥陰中屬肝經

手太陽分屬小腸　足太陽膀乃膀胱　手少陽屬三焦地

足少陽是膽之鄉　手陽明乃大腸是　足陽明屬胃之鄉

五臟六腑所屬

脉

五臟者心肝脾肺腎也　六腑者膽胃小大腸膀胱三焦也

五臟六腑所主

心者君主之官神明出焉肺者相傅之官治節出焉肝者將軍之官謀慮出焉脾者倉廩之官五味出焉腎者作强之官伎巧出焉膽者中正之官决断出焉胃者水穀之海磨穀能消食也小腸者受盛之官化物出焉大腸者傳導之官變化出焉三焦者決瀆之官水道出焉膀胱者州都之官津液藏焉氣化則能出矣

脉理命名大要

七表脉　浮芤滑實弦緊洪　八裏脉　微沉緩濇遲伏濡弱

九道脉　長短虚細促動結代革　又三脉　數牢散（以上瀕湖二十七脉）

七危脉　弹石　解索　雀啄　屋漏　鰕遊　魚翔　釜沸

奇經八脉　衝　任　督　帶　陽維　陰維　陽蹻　陰蹻

診脉最要條例

皇極經云人之四肢各有脉也一脉三部一部三候以應天數也

一脉三部寸關尺也一部三候浮中沉以應九數也脉之理盡數矣

七表八裏總为四脉

脉

浮脉屬陽主表　舉指輕按得之曰浮

浮而有力為洪　浮而無力曰芤　浮而長大為實

沉脉屬陰主裏　舉指重按得之曰沉

沉而無力為弱　沉而似有似無為微　沉而有力為滑　沉而至骨為伏

遲脉屬陰在臟　舉指平重按之得　一息三至為遲

遲而有力為濇　遲而無力為濡　遲而似有似無為緩

數脉屬陽在腑　舉指輕按而極急　一息六至曰數

數而有力曰弦　數而無力為緊

寸關尺孟三部主病大概　寸脉主上焦頭面之病

關部主中焦胸腹之病　尺部主下焦腰足之病

五臟虚實脉病論

肝脉旺於春其脉弦其神魂其竅目其華在爪其充在筋其声呼其臭臊其味酸其液泣其色青其臟血足厥陰其經也與膽合為腑肝氣盛為血有餘則病目赤兩脇下痛引小腹善怒氣則頭暈耳聾是肝氣實也宜瀉之肝氣不足則目不明兩脇拘急不得太息爪甲枯而青恐如人將捕之狀是肝氣之虚也

宜補之。春肝木旺，其脉弦細而長，是平脉也。反得微短者，是肺之來肝，金之剋木，謂之賊也，大逆不治。反得浮大而洪者，是心來肝，子之來母，為實邪，雖病當愈。反得沉而滑者，是腎來肝，母之剋子，為虛邪，雖病當愈。反得緩而大者，是脾之乘肝，土之凌木為微邪。肝脉實而滑，如循長竹竿，曰平脉。肝脉急而勁，如新張弓弦，曰肝死。

心象火，旺於夏，其脉洪而大，其候舌，其聲言，其味苦，其液汗，其養血，其色赤，其藏神，手少陰其經也，與小腸為腑。心氣盛則病胸內痛，兩臂痛，喜笑不休，是心氣之實也，宜瀉之。心氣不足，則病胸腹大，腰背相引而痛，驚悸恍惚，舌強善憂悲，是心氣之虛也，宜補之。夏心火旺，其脉浮洪而散，曰平脉。反得沉滑者，是腎之來心，水之剋火也，大逆不治。反得弦長，是肝之來心，母之剋子，雖病當愈。反得緩而大，是脾之乘心，子之乘母，雖病當愈。反得微短，是肺之乘心，金之凌火，為微邪，雖病不死。心脉來喘喘連屬，其中微曲，曰心死。

脾象土，旺於長夏，其脉緩，其候口，其聲歌，其味甘，其養血，其色黃，

其藏意，足太陰其經也，與胃合為腑。脾氣盛則病腹脹溏泄不利，身重苦飢，足痿腳下痛，是脾氣之實也，宜瀉之。脾氣不足，則四肢無力，食不化，則宜補之。六月脾土旺，其脉阿阿而緩，曰平脉。長夏以胃氣為本。反得弦而急，是肝之乘脾，木來剋土，為大逆不治。反得微濇，是肺之乘脾，子之乘母，不治自愈。反得浮洪，是心之乘脾，母之歸子，當差不死。反得沉而滑者，是腎之乘脾，水之凌土，為微邪。脾長而弱，再至曰平，三至曰離經，四至曰奪精，五至曰命盡，六至曰死。脾脉來實而數，如雞舉足，曰脾死。

肺象秋金，旺於秋，其藏氣，其神魄，其色白，手太陰其經也，與大腸合為腑。肺氣盛則病喘咳，肩背痛，汗出，尻陰足背痛，是肺氣之實也，宜瀉之。肺氣不足，則少氣不能報息，耳聾嗌乾，是肺氣之虛也，宜補之。秋金肺旺，其脉浮濇，曰平脉。反得浮大而洪，是心之乘肺，子之乘母，不治自愈。火之剋金，為大逆不治。反得沉而滑者，是腎之乘肺，子之乘母，不治自愈。反得緩大而長，是脾之乘肺，母之歸子，雖病當愈。反得弦而長者，是肝之乘肺，木之凌金，為微邪，雖病當愈。肺脉來如微風吹鳥背上毛，再至曰平，三至曰離經，四至曰奪精，五至

曰死。六王曰病馬肺脉來如物之浮，如風吹毛，曰肺死。

腎象水，旺於冬，其脉如石，其候耳，其聲呻，其液唾，其養骨，其色黑，其神志，足少陰其經也，與膀胱為腑，腎氣盛則病腹脹飧泄，汗出怕風，面目黑，小便黃，是腎氣之實也，宜瀉之。腎氣不足則腰冷耳鳴，若聾，是腎氣之虛也，宜補之。冬腎水旺，其脉沉而滑，曰平脉。反得浮大而緩，是脾之乘腎，土之剋水，為大逆，不治。反得浮而短者，是肺之乘腎，母之歸子，為虛邪，雖病自愈。反得浮大而洪，是心之乘腎，火之凌水，雖病不死。脉來碎碎如彈石，曰腎死。

膽象木，旺於春，足少陽其經也，肝之腑也，謀慮出焉，其氣盛為有餘，則病腹內不安，身軀習習，是為膽氣之實也，宜瀉之。膽氣不足，氣上溢而口苦，心下如人將捕之狀，是為膽之虛也，宜補之。

小腸象火，旺於夏，手太陽其經也，心之腑也，水液下行為溲便，流於小腸，其氣為有餘，則病小便熱，小腹滿脹，是為小腸之實也，宜瀉之。小腸不足則寒，客之驚跳不言，乍來乍去，是小腸之虛也，宜補之。

胃象土，旺於長夏，足陽明其經也，脾之腑也，為水穀之海，胃氣有餘則病腹脹，是為胃之實也，宜瀉之。胃虛不足則飢而不受水穀，飧泄嘔逆，宜補之。胃脉實則脹，虛則泄，關脉滑，胃中有寒氣，滿而歉食，關脉浮大，積熱在胃也。

大腸象金，旺於秋，手陽明其經也，肺之腑也，糟粕出焉，氣盛為有餘，則病腸內如錐刺痛，腰背攣急，是為大腸之氣實也，宜瀉之。大腸氣不足則寒氣客之，是大腸之氣虛也，宜補之。診其右手寸口脉浮，則為陽，陽實者，大腸實也。

膀胱象水，旺於冬，足太陽其經也，腎之腑也，五穀五味之精液悉歸於膀胱，氣化血脉，以成骨髓也，而津液之餘則為小便，其氣盛為有餘，則病小便不通，小腹腫滿痛，宜瀉之。膀胱氣不足則寒氣客之，小便數而多也，面色黑，宜補之。

三焦者，上焦、中焦、下焦是也。上焦之氣出於胃口，咽以貫膈，布胸內，走腋下，上至舌，下至足陽明，與營衛俱行，主納而不出。中焦之氣亦併於胃口，受氣者糟粕，承津液，化為精微，上注於肺，化而為血，主不上不下也。

脉

下焦之氣別迴腸，注於膀胱，而滲入焉，主出而不納，故水穀升

居於胃，成糟粕而俱下於大腸也，俱

定死脉形候歌

指下如湯沸湧時。旦占夕死定無疑。尾掉搖搖頭不動。

魚翔腎絕亦如期。去疾來遲热劈劈。命絕脉來如彈石。

三陽數氣入虛空。胃氣分明屋漏滴。散乱還同解索形。

髓絕骨枯見兩尺。蝦遊狀如蝦蟇遊。魂去行尸定生憂。

雀啄連連來數急。脾無穀氣定難留。後知心絕並[illegible]絕。

如刀壓刀細推求。更有肺枯并[illegible]足。如麻戚促主無休。

指下撣此如豆轉。三光正氣以潭流。

診五臟六腑氣絕死症

病人肝絕八日死，何以知之？面青目不見人。

病人筋絕九日死，何以知之？手足爪甲青，呼罵不休。

病人膽絕七日死，何以知之？眉為之傾。

病人心絕一日死，何以知之？肩息回視。

病人脾絕十二日死，何以知之？口冷腹热，泄痢不覺，出無時度。

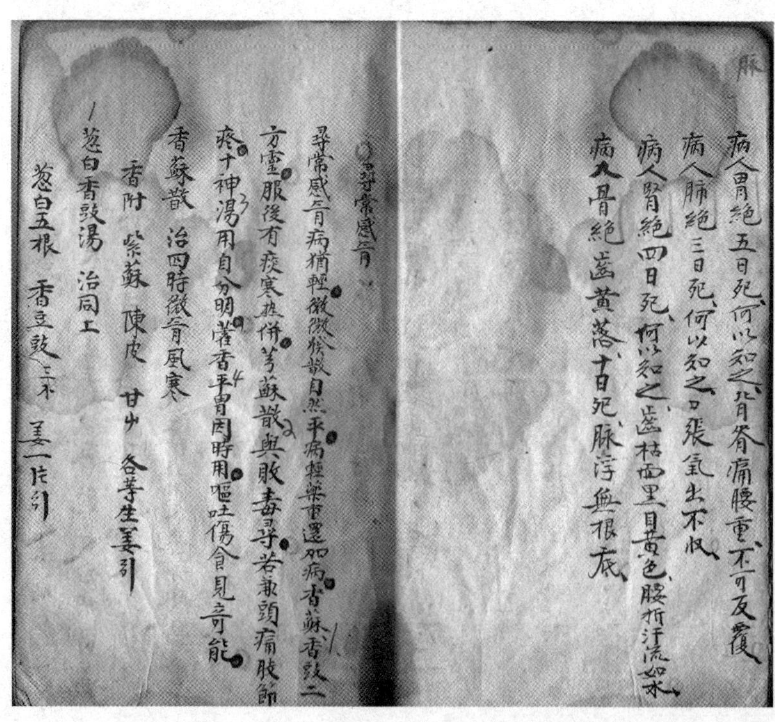

脉

病人胃絕五日死，何以知之？背脊痛，腰重不可反覆。

病人肺絕三日死，何以知之？口張氣出不收。

病人腎絕四日死，何以知之？齒枯面黑，目黄色，腰折汗流如水。

病人骨絕，齒黃落，十日死，脉浮無根底。

尋常感冒

尋常感冒病猶輕，微微發散自然平。病輕藥重還加病，香蘇、香豉二方靈。服後有痰寒热併，芎蘇散與敗毒尋。若兼頭痛肢節疼，十神湯用自分明。藿香平胃同時用，嘔吐傷食見奇能。

香蘇散 治四時微感風寒

香附 紫蘇 陳皮 甘草 各等 生姜引

葱白香豉湯 治同上

葱白五根 香豆豉三錢 姜一片引

感冒

2 芎蘇散 治感冒風寒微寒微熱表裏不分兼有痰咳

半夏 茯苓 陳皮 甘草 紫蘇 乾葛 柴胡 川芎

各等分四肢麻閉加桂枝一不防風八分生姜引

2 人參敗毒散 治春月感冒風寒頭痛寒熱此方体虛之人宜用

人參体實人不用 桔梗 茯苓 甘草 川芎 枳殼 全胡

羌活 獨活 柴胡各等分生姜引腹痛加香附白芍四肢冷加

桂枝

3 十神湯 治同上兼頭痛散寒者

麻黃体虛人勿用 乾葛 紫蘇 香附 陳皮 白芍 川芎 白芷 升麻

甘草各等分生姜引

4 藿香正氣散 治傷食感冒

紫蘇 伏毛 陳皮 桔梗 甘草 茯苓 半夏 厚樸

白芷 生姜引 腹痛加山查神曲 寒加桂枝 熱加柴

胡 渴加黄芩

4 平胃散 治傷食

蒼朮 陳皮 川朴 甘草 嘔加藿香砂仁 腹痛加白芍

感冒

小便少加赤苓 朱苓 澤瀉 車前 燈心引 便閉加枳

殼 熱加白芷 柴胡

小柴胡湯 治傷感發表熱不退兼口渴

半夏 人參 柴胡 黄芩 甘草各等分 燈心引

小便赤加車前 嘔逆口渴加竹茹麥冬

大柴胡湯 治感冒表後大熱煩燥大便閉結

大黃 半夏 只殼 黄芩 赤芍 柴胡各等分 姜棗引

枳桔二陳湯 治感冒痰結胸中

陳皮 半夏 茯苓 甘草 枳實 桔梗 各等分 有熱加柴胡

食積合平胃散用之

中風門

岐伯曰中風大法有四一曰偏枯二曰風痱三曰風懿四曰風痹是也

偏枯者半身不遂肌肉偏不用而痛言不變志不亂病在分腠之間溫

臥取汗益其不利損其有餘乃可復也

風痱者身不痛四肢不收志亂不甚言微知則可治甚則不能言不可治

風懿者奄忽不知人咽塞舌強不能言病在臟腑先入陰後入陽

中風

也治先補陰後瀉陽發其汗身轉軟者生汗不出身直者死
風痱者類風壯風甚則遍身走注痛疼寒甚則骨節掣
痛濕甚則麻木不仁
石頑曰中風四法方治頗煩今每例採一方為逐症之綱旨如偏
枯用八風續命湯 風痱用竹瀝引子 風懿獨活湯
風痺用附子散 千金所謂變動枝葉各以端緒取之端
紛愈紛則採求愈惑圖機之士豈不能固守成法也

中風不治諸症歌

髮直吐沫 搖頭上竄 魚口氣粗 眼目直視
喉声如鋸 面赤如粧 汗出如珠 循衣摸床
神昏不語 爪甲青黑 大吐大瀉 吐血下血
其脉堅急 躁疾短濇 此等諸症 皆爲不治

八風續命湯 治中風偏枯半身不遂
肉桂 当归 人参 石羔煨 乾姜炒黑 甘草 杏仁去皮尖
獨活 黄芩 伊炒各等分 本方去石羔加白芍 防風 防己
附子名小續湯生姜引治同上

中風

竹瀝飲子 治風痱身不痛四肢不收志乱不甚者
川芎 防己 附子 人参 白芍 黄芩 甘草 肉桂 羚羊
羗活 杏仁 麻黄 防風各等分 竹瀝 姜汁引

獨活湯 治風懿不知人咽中閉塞手足搖拽
肉桂 白芍 甘草 獨活 瓜蔞仁去油 各等分 生姜引

附子散 治風痺手背不仁口面喎邪
麻黄 附子 細辛 乾姜 肉桂 人参 防風 羚羊角
川芎 竹瀝 生姜引

中風諸方列後

烏藥順氣散 治一切中風初起四肢頑麻
烏藥 川芎 麻黄 白姜蚕 陳皮 干姜 白芷 甘草 桔梗
姜香 姜引

千金三黄湯 治中風手足拘急百節疼痛不思飲食
麻黄 黄芩 獨活 細辛 黄芪 姜汁引

排風湯 治中風五臟諸症口眼歪邪
白术 当归 肉桂 川芎 白鮮皮 杏仁去皮尖 防風

中風

甘草 獨活 白芍 麻黄去節 茯苓 各等分生姜引

○三生飲 治中風昏迷痰涎壅盛口眼歪斜半身不遂

生南星一兩 川烏五錢 生附子五錢 木香一錢五分 姜[illegible]服

如脉沉微多見弦者倍加人参竹瀝姜汁引

○舒筋三聖散 治口眼歪邪左急右緩血脉受邪者

当归 肉桂 元胡索各三錢 姜引

○参歸三聖散 治風中血脉左半邊癱口目左斜

当归 人参 肉桂 元胡各三錢 姜引

○正舌散 治中風舌強不正

全蝎尾水洗淡醋泡炒瓦三錢 茯苓一兩 姜汁拌晒乾共為末服

○犀香散 治中風痰涎壅塞不省人事服熱藥不得者

製南星三錢 廣木香一錢五分 共為末生姜湯下

○省風湯 治同上

炙南星 九套牛膽南星各一錢五分 防風一錢 法製半夏

酒炒黄芩 甘草各五分 水煎服生姜引

○中風外治 荊芥散煎湯洗 荊芥 苦参 白芷

中風

羌活 独活 黄柏 防風各等分

○又方治同 外癒散加姜葱煎湯洗 川羌 獨活

藁本 荊芥 苦参 防風 白芷 紫蘇 合香

大戟 杉木 川椒 樟葉 石榴葉皮各等分

○又丹方 異人傳授一丹方。蛇皮煅灰用二分[illegible]

生熟明礬五分用。為末吹鼻自能言。醒後能

言尋藥用。中風之症自然痊。右藥三味共研末。

每用二三分吹鼻得嚏自醒，醒後又吹能言即[illegible]

中寒門

中寒之症腎為根。腎氣虚而寒易侵。氣弱体虚調護失。

乘凉臥地也傷人。四肢強直俱厥冷。昏迷腹痛口失音。治

法只宜温散。五積理中裡面尋。

○五積散 治中寒頭痛四肢疲疼眉背拘急嘔吐冷

痰腹中微痛等症四肢微寒換桂枝

白芷 陳皮 厚朴 桔梗 只壳 川芎 白芍 甘草

茯苓 蒼术 当归 半夏 肉桂 干姜 麻黄去節[illegible]

中寒

分体虛之人加用炮薑附子一錢薑棗引

○理中湯　治臟腑中寒口噤失音四肢僵直口鼻氣冷小腹微痛等症

乾薑　白朮　人參　炙草　附子各三錢　薑棗引

○中寒身冷如水外治方　用乾柴一把燒熱地一片去柴灰用醋一瓶傾地上乘熱氣用稈席一床以中寒之人睡上以架被蓋定候熱扶起用藥真神方也

中暑門

暑氣內侵於營則汗上迫於心則煩喘內干於心則多言總不離乎熱傷心胞而蒸肺經之症也

金匱云太陽中暍發熱惡寒身重而疼痛其脈弦細芤遲小便已洒然毛聳手足逆冷發汗則惡寒甚下之則淋甚此因暑而傷風露之邪手太陽之標症也東垣特立清暑益氣補仲景之未逮也

王節齋曰夫暑者相火行令也夏月人感之自口鼻而入

中暑

傷心之胞絡其脈多虛治暑之法以去熱清心利小便為主氣傷宜補真氣為要也

諸症列方於後以備參考

○香薷飲　治伏暑口燥咽乾或吐瀉等症

香薷　厚朴　扁豆　各等分　薑引　此方乃祛暑之要藥体虛人不可服恐發汗不止体實氣盛煩渴飲水者加黃連名黃連香薷飲

○清暑益氣湯　治体虛傷暑發熱惡寒脈微無力

炒黃柏　升麻　蒼朮　白朮　陳皮　青皮　澤瀉　人參　甘草　黃芪　乾葛　川芎　當歸　北五味　麥冬　神曲　薑棗引

行人農夫日中勞役而得暑症此熱傷陽症也且苦頭痛發熱汗泄肌膚大熱而渴先服香薷飲次服益元散或白虎湯

○益元散　一名天水散　一名六一散　治暑月小便不利

滑石六兩水飛過　甘草一兩　共為末冷水調服二三錢　本方加神砂名神砂六一散

○白虎湯　治傷暑煩熱而渴　石膏八錢　知母三錢　甘草一錢　本方加人參名人參白虎湯

中暑

一避暑涼亭水閣而得暑症此暑傷陰症也必頭惡寒身休拘急發熱無汗宜先服清暑益氣湯次服消暑十全湯

香茹扁豆厚朴陳皮白术甘草白苓木瓜藿香紫蘇

茹苓湯　治傷暑發熱口渴小便不通

香茹　厚朴　茯苓　澤瀉　扁豆　白苓　白术　甘草　灯心引

十味香茹飲　治傷暑体倦神昏頭重吐瀉

香茹人參黃芪白术茯苓甘草扁豆陳皮厚朴木瓜各等分

六和湯　治傷暑霍乱嘔瀉不止

香茹人參白茯苓甘草扁豆厚朴半木瓜杏仁法半夏

藿香調氣與砂仁

生脉散　治氣虛傷暑多汗心肝空虛

人參　麦冬去心　五味　炒糯米為引

夏月無故卒倒手足搐搦冷汗如珠昏不知人死在須臾急用好蒜水灌鼻中取其通竅即活如無蒜又用一方以熱土圍臍開一大孔以热小便令之此以热導热之義也二方最用神效醒後精神不安即用生脉散清暑益氣之類以

中暑

補之

小兒八九歲夏月酷暑四小子在外打瓦子嬉戲至午刻大渴喚母要茶吃母以茶與之入口即死渾身大熱此中暍症也以熱茶飲之隨開其热速以蒜汁灌鼻中四五匙喉中忽响少頃能言又以冷水調蒜汁服之即全愈

中濕門

風寒暑皆能中人惟濕氣積久留滞關節非如中風中寒中暑之暴也濕鬱久為热热留不去热傷血不能養筋故為拘挛濕傷筋不能束骨故為弱痿濕热加之氣濕争热故為腫諸陽受氣於四肢也今人見膝關節腫痛全以風治誤矣

問君何以知中濕染於者宴不自識非專雨水是濕根天地汗氣而中人身体沉重骨肉麻渐加浮腫及身黃治法利便除身濕五苓除濕滲濕先加减消詳用五積又

中湿

有風湿腰痛疼獨活寄生湯可食

五苓散 利水除湿之主方也

朱苓 白术 白茯苓 瀉澤 肉桂 各等分 灯心引 加蒼术

陳皮 厚朴 甘草 名胃苓湯治湿常用

除湿湯 治中湿通用

蒼术 白术 茯苓 甘草 乾姜 橘紅 丁香 等分 生姜引

五積散 治寒湿封於經絡腰膝疼痛等症

白芷 陳皮 厚朴 桔梗 只壳 川芎 赤芍 甘草

赤苓 蒼术 当归 半夏 桂枝 麻黄 防風 生姜引

獨活寄生湯 治風湿腰腿酸痛兩足浮腫等症

獨活 寄生 当归 防風 白芍 牛夕 地黄 细辛 茯苓

秦艽 肉桂 初起用桂枝 川芎 杜仲 甘草 生姜引

羌活勝湿湯 治風湿上冲頭重如裹似有物蒙之也

羌活 獨活 防風 川芎 蒼术 甘草 生姜引

除風湿羌活湯 治同上兼有熱

羌活 防風 柴胡 川芎 蒼术 升麻 生姜引

中湿

神术湯 治風木之邪内於湿土下血等症宜汗解表

蒼术 川芎 羌活 白芷 甘草 细辛 生姜 葱白引

升陽除湿湯 治湿瀉腸風下血

防風 蒼术 白术 白苓 白芍 生姜引

茵陳湯 治湿热發黄小便黄

茵陳 枝子 大黄 俱各等分 燈心引

頭痛門

寸口脉短者頭痛、浮滑為風痰易治、短濇為虚難治、

浮弦為風浮洪為火湿緩為湿

偏正頭風乃挾痰涎風火鬱遏經絡甚則目昏緊小

或二便秘濇宜針出頭血開鬱解表内服逍遥散葱豉

為引或用川芎茶調散加石膏白菊

頭痛辨論十條

一怒氣則太陽作痛先用小柴胡湯加茯苓炒黑枝子

頭痛

後用六味地黄丸常服滋水降火

頭痛必吐清水不拘冬夏食姜即止者此中氣虛寒而君子湯加当归黄芪炮姜木香六君者人参白术白苓廣皮半夏甘草

頃劳則頭痛此陽氣虛不能上升用補中益氣湯加川芎蔓荆子（補中益氣乃）黄芪人参甘草白术当归柴胡升麻陳皮

痰湿頭痛發則嘔吐痰涎此湿痰上攻所致宜用導痰湯加川芎 細辛 薄荷 防風 蒼术 白术 陳皮 半夏 茯苓 甘草 橘紅 川芎

熱厥頭痛雖當嚴冬猶喜風寒其痛便止見温暖其痛便甚宜用選奇湯加柴胡 黄連 荊芥 茅根

辛然頭搖項頸強痛少陽經病也宜用小柴胡湯加防風

老人搖頭氣血虛也宜十全大補湯加羌活

頭痛止則腹痛腹痛則頭痛此脾經陰血虛胃中有火隨氣搬上搬下用川芎 白芍 各三錢 黄連（吳萸水炒乾）

頭痛

廣木香（各三分） 蒼术 不應加羌活 香附 蔥白 為引

外感頭痛自有表症可查其身必寒熱脈必緊數或多清涕或兼咳嗽或遍身疼痛皆是邪寒在經而於散去寒邪兼清太陽其痛自止宜用人参敗毒散

又外方 用米一碗炒热布包撲頭上立止

頭痛頭中如鷄子常動因腦髓枯如鷄子髓海之水不足以養之隊貧無藥峻補過用上暴露[illegible]一百枚食之以補元陽食完即安

頭痛即見睛臀子縮入小腹服頭痛藥不應乃房勞過度用六味地黄湯十劑而愈後用十全大補湯十劑永不再發

患頭痛小便很澀服小柴胡湯選奇湯皆不效用金匱腎氣湯易加蔓荆子天麻升降水火四劑而愈

婦人患頭痛風雖勝暑必以紗帕蒙頭稍見風寒痛不可忍百藥不效盖因脫受風寒氣血兩虛氣不降升故藥不效全病人口含冷水仰臥以姜汁灌入鼻中痛立止開久翳之風寒也更補中益氣湯加細辛 川芎 京子 白芷 數服後

頭痛

寒湿鬱痛以蒜汁滴之　火鬱頭痛以萊菔汁滴之

頭痛諸方

○選奇方　治風火頭痛羌甘僅可發散得黃芩以散火乃分解之良法也　羌活　酒黃芩　防風各一錢五分　甘草一錢　生姜一片冬月去黃芩加豆豉葱白引

○川芎茶調散　治久風化火頭痛　川芎　白芷　羌活　防風　荊芥　薄荷　甘草各一錢　香附二錢　為散食後茶調下

○芎辛湯　治熱頭痛

川芎一錢　細辛五分　白芷一錢　甘草六分　芽茶一撮

○清震湯　治雷頭風頭痛耳中如聞雷鳴

升麻　蒼朮各四錢　荷葉一把為引

○逍遥散　治鬱火頭痛

當歸　白朮土炒　茯苓各一錢半　柴胡　甘草各一錢　丹皮　梔仁　薄荷為引

△○小柴胡湯　因怒頭痛　半夏八分　柴胡一錢半　黃芩五分

甘草八分　去人參加黑梔仁　防風一錢

○大柴胡湯　治頭痛腹痛大便閉

熟大黃三錢　只殼一錢　半夏八分　黃芩酒炒一錢　甘草八分　赤芍一錢　姜棗引

○羌活附子湯　治大寒犯腦厥逆頭痛齒亦痛

麻黃去節一錢　黃芪一錢　蒼朮五分　羌活七分　防風　升麻　甘草各三分　赤芍一錢　姜棗引

○半夏蒼朮湯　治頭疼胸中有痰兀兀欲吐

升麻　柴胡　藁本各五分　茯苓　神曲　蒼朮　半夏各一錢　甘草四分

○寶鑑石羔散　治風熱頭痛

石羔一兩　麻黃去節泡五錢　何首烏　乾葛各七錢五分　[illegible]

頭痛之症止消用草麻子一粒搗碎同棗肉少許同搗丸如黃豆大以綿裹之[illegible]

○三因芎辛湯　治寒厥頭痛與中風相似　生附子　川芎

上自耳孔少須以有清涕流出[illegible]

生南星去姜湯泡　生乾姜各一錢　甘草一錢　生姜七片水煎涼服

赤加葱白不應加酒炒黃連三分

○大追風散　治一切頭風攻注屬虛寒者

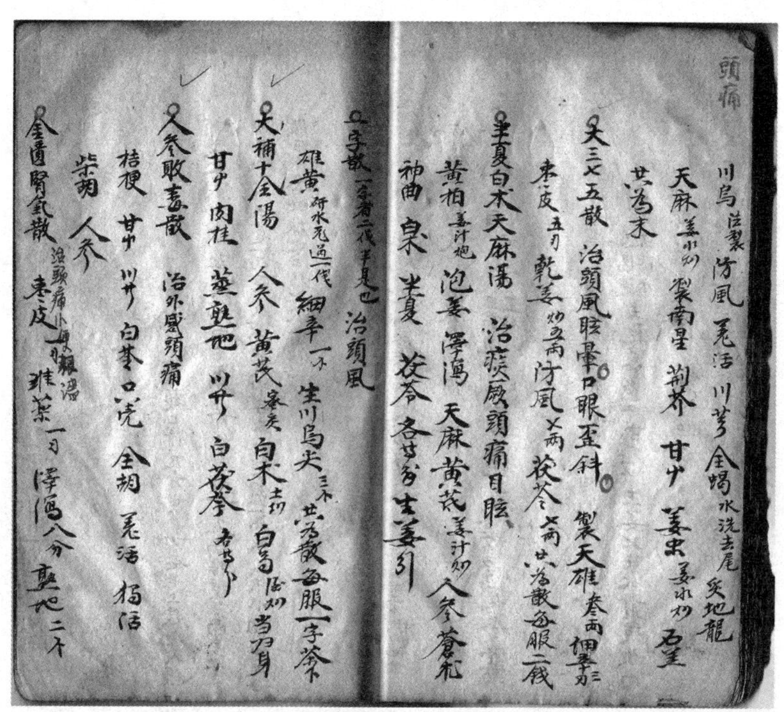

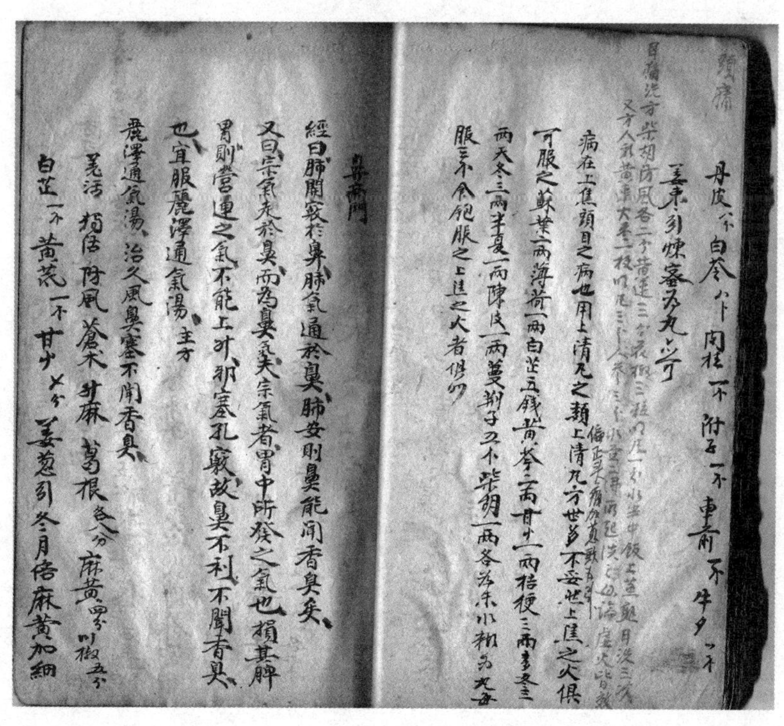

鼻

辛三分　夏月去獨活加石羔三錢

○防風湯　治風火鼻塞不聞香臭

防風一錢　麻黄五分　升麻　官桂各五分　木通　枝仁　石羔各一錢

○蒼耳散　治鼻塞　蒼耳子　辛荑心　薄荷葉

香白芷各三錢共為末姜葱湯調下

○防風通聖散　防風　川芎　当归　白芍　麻黄　連翹

薄荷　大黄　芒硝各一錢　石羔　黄芩　桔梗　甘草各二錢

滑石三錢　荊芥　白术　枝仁各八分　共為末姜湯下

○涼膈散　治心胃火熱鼻生息肉

大黄　芒硝　甘草各一錢　連翹一錢半　枝仁　黄芩　薄荷各五分

竹葉為引

○辛荑散　治鼻塞或涕出不止

辛荑心　細辛　藁本　甘草　川芎　白芷　木通　防風　升麻

各等分　共為末茶清下

○芎䓖散　治鼻齆（烏貢切）

川芎　兵郎　辣桂　麻黄　防己　木通　細辛　菖蒲

鼻

白芷各二錢　木香　花椒　甘草各一錢　共為末　姜一片　蘇葉

煎湯調下

○溫肺散　治鼻塞陽明鼻塞

丹皮　黄芪　丁香各三錢三分　羌活　葛根　甘草各五分

麻黄二錢去節　防風五分　水煎　葱白為引

○神愈散　治風熱在肺鼻濁涕窒塞不通

細辛　白芷　防風　羌活　当归　半夏　芎　桔梗　陳皮　茯

苓葦　氣息調勻鼻息通　十味等分剉和同

三錢薄荷姜煎服氣息調勻鼻貫通

○千金搐鼻法　治鼻齆　通草　細辛　附子三味共為末蜜和

麵裹納鼻中

易簡单方　治瘜肉　用枯凡為末綿胭脂裹納鼻中數日自落

○白礬散　治酒皶鼻　白凡　硫黄　乳香各等分　共為末綿

裹搽之　又方用茄搗汁調末藥敷患處尤妙

鼻腫者乃肺經火盛也只用皂角末吹鼻數十即消

齒痛門

齒者統屬足少陰腎經，分上下，上屬足陽明胃經，下屬手陽明大腸經。男子八歲腎經實，髮長齒更；八八則齒髮落。女子以七為數。蓋腎主骨，齒乃骨之餘，髓之所養，故隨天癸盛衰也。有八九十歲而齒髮不落者，此後天之氣足，不在此例。

○濕熱盛而痛者，小承氣湯下之。

○上下牙痛牽引入腦，脈洪數有力者，用涼膈散，酒蒸大黃下之。

○大腸積熱，牙根腫痛，用清胃湯。

○得熱則痛，得涼即止者，小承氣湯加甘草、黃連。

○風毒上攻，牙縫有膿血出，清風散，臨卧半漱半服。

○牙痛用清涼藥更甚者，用蓽茇、川椒、薄荷、細辛、樟腦、青鹽，共為末搽之。

○腎虛而牙痛者，必長出不紅不腫，用六味地黃湯加骨碎補，有風加刺蒺藜。

○腎經虛寒，牙根冷痛者，用八味地黃湯加細辛。

○胃中實熱，口臭不可近，牙根痛蝕出血，乃恣食肥甘所致。宜用清胃湯加熟大黃，酒蒸二三次，使胃熱去而齒自安矣。

牙痛諸方考

○小承氣湯　治濕熱牙痛紅腫

酒炒大黃　川厚朴　只實各三錢　石羔引

○涼膈散　治牙痛牽入腦

大黃　芒硝不用亦可　甘草一下　連喬　梔五分　黃芩　薄荷各五下　青皮一下　淡竹葉　石羔引

○清胃湯　生地黃　青皮　知母　木通　赤芍　丹皮　甘草各七下

○消風散　治牙痛紅腫吐膿

川芎　羌活　防風　荊芥　藿香　陳皮　茯苓　姜蠶　蟬退　甘草　厚朴各八分　共為末，茶調下

搽牙單方

○如神散　治牙痛紅腫，一搽即腫消痛止，屢驗

麝香　冰片各五厘　孩兒茶二分　硼砂五分　白凡五厘　共為細末，搽牙根，真神方也。

○牙根風腫赤痛　蒼耳　蒺藜　花椒　薄荷　同煎湯漱口

牙舌

○風虫牙痛　絲瓜蔓一個燒為末搽之效

○牙根臭爛　刀豆殼燒灰加冰片搽上涎出即安

如人舌吐出不肯收入乃陽火盛強之故以冰片少許点之即收後用黄連三分人參三分菖蒲一分柴胡一分白芍三分水煎服二剂而愈

如人舌縮入咽喉不能言語者乃寒氣結於咽喉之故急用附子一分人參三分白朮五分肉桂一分干姜一分治之則舌自出矣

如人舌出血如泉者乃心火旺極血不藏經也用六味地黄湯加槐花三分飲之即愈

耳症經義

耳者腎之竅也在臟為腎在竅為耳南方赤色入通於心開竅於耳腎不及令人九竅不通名曰重強肝虛則目無所見無所聞善恐如人將捕之肺虛則少氣耳聾嗌乾

耳之閉有五曰火閉曰氣閉曰虛閉曰邪閉曰竅閉火閉者多因肝胆氣逆憂鬱所結而然非虛非火治宜順氣氣順舒而閉自開也

邪閉者因風寒外感亂於營衛解其邪而閉自開也

竅閉者必因損傷或挖傷或雷炮震傷或悪聤耳所傷用開竅之

耳

法以治之也

虛閉者或腎虛或病後或勞倦過度治宜大培元氣自開通也

耳鳴虛實論

耳暴鳴而声大者多實漸鳴而声細者多虛少壯熱甚者多實中衰無火者多虛飲酒厚味素多痰火者多實質清脈細素多勞倦者虛多

耳症治論

耳閉血虛有火宜用四物湯加枣仁柴胡

耳閉中氣虛弱宜補中益氣湯

因怒耳聾或鳴者宜用小柴胡湯加川芎當归山梔仁

耳閉午前甚者陽氣實也用小柴胡湯加黄連梔仁

耳閉午後甚者陰血虛也用四物湯加白朮茯苓

耳閉血氣俱虛宜用八珍湯加柴胡四物四君

腎虛耳閉宜六味丸加柴胡白芍

頭暈目眩眉心或痛而耳閉者痰也用六君子湯加細辛白芷石菖蒲

氣逆耳閉用六安煎加香附丹皮[illegible]升乃啟

耳

大〇耳闭大便结者，沉香滚痰丸下之

素禀虚弱之人，忽然耳闭，宜用大补元煎加菖蒲

忧愁思虑太过而聋者，宜用补镇心丹、辰砂妙香散

阳虚于上者，宜用补中益气汤或用归脾汤

耳聋用补剂，宜用以上方，菖蒲、远志、柴胡、升麻之类加减用之

耳痛诸方

〇四物汤 治血虚耳聋 当归 川芎 白芍 熟地

〇补中益气汤 治气虚耳聋 黄芪蜜炒 人参 白术土炒 当归各一钱五分 柴胡酒炒 升麻酒炒 陈皮 甘草各七分

〇小柴胡汤 治肝火耳闭 柴胡二钱 黄芩八分 半夏 人参 黄芪

△

〇六味丸 治肾虚耳闭 熟地八两酒蒸 山药四两 枣皮四两 丹皮三两 泽泻三两 白苓三两 炼蜜为丸

〇六君子汤 治痰多耳闭 人参 白术土炒 茯苓 甘草 半夏 陈皮各等分

〇六安煎 治逆气闭 陈皮 半夏 茯苓 甘草各一钱五分 杏仁 白芥子各七分

耳

〇大补元煎 治耳闭元气不足 人参一二钱 山药二钱 熟地三钱 杜仲二钱 枣皮二钱 枸杞三钱 甘草二钱

〇平补镇心汤 治耳闭劳心太过 人参 龙齿 白苓 茯神三钱 麦冬 五味 车前一钱五分 远志 天冬 山药 熟地各二钱 朱砂为衣 枣仁三钱

〇辰砂妙香散 治耳闭思虑太过 黄芪 山药 茯神 远志 人参 炙草 桔梗各三钱 射香一钱另研 木香二钱忌见火 朱砂为衣

●归脾汤 治阳虚耳闭 黄芪 当归 白术 枣仁 志肉 茯神 甘草各一钱 木香五分

〇治聤耳 枯矾一钱 全虫十个洗净炙干 射香三分 共为末吹耳效

〇耳出脓水 枯矾一钱 发灰一钱 银朱一钱 新细烧灰五分 为末吹之

〇聤耳出水 熟石膏 雄黄 枯矾各一钱 为细末纸条拈入耳中效

又方 金银花五钱烧灰 入枯矾水片各一分 为末吹耳

〇耳鸣有验百中 牛股髓一个 川芎一两 朱砂三分 二味共为末 放股髓内煮酒吃二三次永不鸣矣

耳

○耳聋 芥菜子捣碎以人乳调和绵裹塞耳数易之即开

又方 巴豆一粒去壳 斑毛一个去翅 二味合捣膏用棉裹塞耳中再易之即开

六味地黄丸加[illegible]

耳聋用珍珠一粒外用龙骨末一分以蜜调之包在珠上外又丹砂为衣塞入耳中即愈 一月后取出再用六味地黄丸一料不再聋

口病经义

口者脾之所主也脾气通于口脾和则口知五味矣

脾热则口甘 肝热则口酸 心热则口苦 肺热则口辛 肾热则口咸 胃热则口淡

口苦者名胆瘅夫胆者中精之府五脏取决于胆咽为之使人数谋虑不决胆虚气上逆而口为之苦也宜用龙胆泻肝汤 方在后 或用小柴胡汤 方见耳症门

口酸者肝胆实热也用佐金丸加神曲 方载后

口

口辛者肺气上溢也宜用生脉散加桑皮地骨皮黄芩 方载后

口咸者肾液上乘也六味丸加五味乌贼骨 方载耳症门

口淡者胃热也有虚有实 实用甘露饮加广香 加合香 方在后

胃虚口淡用六君子汤加黄芪当归 方在耳症门

口臭不可近用甘露饮加犀角茵陈 方在后

口臭 用香茹浓煎含之徐徐咽下

又方用知母 地骨皮 桑皮 支仁 麦冬 甘草 食盐 煎汤噙之

壮盛口臭之人如登厕 凉膈散 方在牙痛门

口病方考

○龙胆泻肝汤 治口苦 柴胡 泽泻一钱五分 车前 木通一钱 当归 胆草八分 生地二钱 煨石羔一钱 [illegible]

○佐金丸 治口酸兼吐清水或左胁痛 川连六钱 吴萸一钱 同川连煮干共为末米糊丸

○生脉散 治口辛 人参三钱 麦冬去心二钱 五味一钱 灯芯引

○甘露饮 治口疮口臭 天冬二钱 麦冬二钱 生地一钱 熟地二钱 茵陈 枳壳 黄芩 石斛 甘草各一分 枇杷叶 扶去毛一片

口舌嗜眉平胃散　治淡不知味併不思食　潭蒼术　陳皮　甘草各一不

厚朴 姜水炒　本方加藿香、砂仁各八分，名香砂平胃散

[illegible]

咽喉經義

咽喉者水穀之道也，喉嚨者氣之所以上下也，會厭者音声之户也，懸雍者音声之關也。四者同去一門而用各異。喉以納氣，故喉氣通於天；咽以納食，故咽氣通於地。會厭管其上，以司開闔，掩其厭則食下，不掩其喉必錯。四者交相為用，缺一則飲食廢而死也。

咽喉治論

咽喉腫痛，大便閉結，六脈俱實，宜涼膈散下之（方在鼻門）

走馬喉風，頭痛發熱，先用豆豉煨蔥探吐，後用荊芥、防風

咽喉

牛子、甘草、桔梗、連翹、薄荷、厚朴，如口不開，以牙皂末吹鼻取嚏，方可下藥。外感風寒喉痛，但治外，其痛自止

喉中初起微痛，桔梗三不，甘草一不，灶心土為引，或用元參亦可

陰虛咳嗽久之喉痛，用六味地黃湯加元參、桔梗

陰虛火炎以致喉痛，用八味地黃湯冷水頓冷服，隨食飯一二口壓之，不令桂附熱氣上騰，此偷關而過，引火歸元

又方　熟地三不　山萸肉二不　甘草八分　澤泄二不　熟附子一不　上肉桂一不，煎，以冷水對服，引火歸原，每用此二方桂附

另用黑鉛同蒸水沖六味吃，取鉛重墜鎮走入腎經，火不上騰而下達，真神妙莫測也

喉痛方　[illegible]

用鵝[illegible]石燒紅，放在小罈內，以醋淬之，開口對沖

葫蘆瓢，煎水吃效　食鹽火煅，竹葉頭煅，外點紅泡上即消　用硼砂、大黃、兒茶、冰片吹入喉中亦效

用蚌皮燒灰二三分，枯凡二不，生熟石膏各二分，冰片，硼砂各五厘，共為细末吹入喉中效

喉

治喉痹十餘日頭面浮大喉頸粗極氣急声啞口瘡痛楚
之苦察其脉微弱之甚詢前所服之藥皆芩連栀柏之類
須用鎮陰煎、熟地、澤瀉、甘草、附子、肉桂，水煎冷水頓
冷徐徐嚥下盡消如失
婦人喉間作痛潰而不斂諸藥不應先以土茯苓數劑而愈加
茯苓、黃芪二十餘劑而安
小兒先於口內生瘡後延於身年餘不愈以土茯苓為末
乳汁調服每以白湯調服月餘而愈

婦人臉鼻俱蝕半載不斂治以土茯苓而愈
按土萆薢即土茯苓一味本治淫瘡味甘而利善去濕熱和血
脉所以治諸瘡毒皆宜用之
小兒誤吞鉄釘入喉用朴硝弍錢磁石一錢並研為末熱猪油
加蜜和調藥末吃盡二更時忽便下一物大如芋子撥而視
之則釘在其中矣按鉄畏朴硝磁石吸鉄非油無以潤非
蜜則不肯食合四者同攻裹護而出也
一人咽喉生一核微痒不痛遂用此床子烟吸之立消此

實火乃虛風也故此床子烟薰薰而愈
一人喉中如懸一石搦微微作痛細考医通得一方用土牛膝根洗
淨每醋三五匙同研汁就鼻滴入絲斷珠破而愈
医通云此症非咽痛乃鼻中生紅絲如髮懸黑泡如石榴子
拗咽中致飲食不入也
水獺足爪治魚骨硬咽　鵝涎治稻芒硬喉
鴨涎治螺螄哽喉　磁石芒硝治鉄哽喉
水銀灰治金銀哽喉　荸薺治銅錢哽喉

橄欖核治魚骨哽喉　不能飲食者吃三五次即能進食此
方屢試屢驗
咽喉忽腫作痛生瘡或有飲食不能下五日不食即死但此症實火易治虛
火難治實火世人已有妙方用山豆根芩連牛蒡甘草桔梗天花粉治之虛
火乃腎火不藏於命門浮游於咽喉之間其症亦如實火惟夜重於
日清晨反覺少輕若實火清晨反重夜間反輕實火口燥舌乾而開裂虛火
口不甚渴舌滑而不裂也以此辨之方用引火湯
熟地一兩元參一兩白芥子一錢山萸四錢北五味二錢山藥一兩茯苓五錢肉桂一錢
水煎服一劑而痰聲[illegible]二劑全愈
倘喉腫閉塞勺水不能下者可用附子一枚破故帋五錢各研為末調為餅
貼足心中央以火烘之一時辰即滲下滲下後可以服藥矣又不可
不知此法也

氣

九種氣痛

一曰飲，二曰食，三曰氣，四曰血，五曰冷，六曰熱，七曰悸，八曰虫，九曰疰。

九種心痛乃久客之劇症，即腎水乘心、脚氣攻心等症之別名。

凡言心痛，即胃脘痛也。言心胞絡受邪，不在臟也。

真心一痛，手足冷青至節，旦發夕死，夕發旦死。小腹一線冷氣入心

脉堅實，按之心下滿痛者為實，宜用大柴胡湯。方在該痛

脉弦數者，木尅土也，宜用小建中湯，取白芍酸收土中瀉木也。方載后

一脉沉細是水來侮土，宜用理中湯，取乾姜味辛，土中瀉水也。方在后

脉沉微，大寒客於心胸，嘔逆不能食，痛不可忍，宜用三物湯、大建中湯

上截渴飲寒氣下安太陰。方在后

脉沉微，氣痛綿綿不已，無增無損，宜用术附湯加草蔻、以朴。方在后

丹溪曰：諸痛不可補氣，此言惟邪實氣滯者避之，餘不必泥也。

氣痛總論歌

氣痛當分久與新，抱攫寒痛急須溫，若還痛久多成鬱，藿香正氣桂為君，菖蒲白芍與良姜，青皮烏藥佐其功。

氣痛

藿香正氣用紫蘇，大茯陳皮桔梗咀，甘草茯苓半夏麴，白芷姜棗扶。此氣痛主方也，初起用桂枝，久則用肉桂。

又方　氣痛用當歸、玄胡、良姜、五靈芝各一个，木香、艾葉同為引，管教痛止笑嘻嘻。

實熱痛兮難以當，平胃散加青木香，更用黃芩兼白芍，亮赤白香附共煎嘗。按之痛定乃為虛，丁香白蔻與桂附，吳萸良姜炒白芍，藿香艾葉立時除。

腹脹脾痛忽抵當，椒姜之外有丁香，三般等分研為末，調入青皮白湯。水磨烏藥治脾痛，每服須教一盞濃，一片陳皮一蘇葉，再煎濃服有神功。心與脾痛有妙方，姜、良切碎等兵柳，兩般同炒研為末，米飲同調服亦良。

胃脘當心而痛，用荔枝核燒微焦一个、廣木香七分，共為末，每服一个，多服

心腹氣痛用小蒜以醋煮熟，後服，再不發。

胸膈胃脘大痛，用排氣飲、正氣散之類，如皆不效者，但用牙皂角以微火燒烟。

又從臍下上升，小便難，此名心疝，用生韭汁和五苓散，以茴香煎湯下。

土

氣痛

腹中氣痛用白芍五个 甘草二个半 水煎服 立止 酸以收 甘以緩之也

痰氣胸膈作痛用生白凡半个 枯凡二个半 兵郎二个半 共為末沙糖和作丸吞下即安

痰氣胸膈作痛 九種氣痛 鴿屎一兩 炒存性研末 一个酒調服

氣痛諸方考

○小建中湯 治中虛氣痛加黃芪名黃芪建中湯

白芍三个 桂支一个半 甘草一个 生姜大枣引

○理中湯 治寒氣痛或加附子二钱

干姜一个半 白术二个 人参一个 甘草一个

○术附湯 白术二兩 附子半兩 共為细末 每服二三錢

○大建中湯 治氣痛怯寒 桂枝一个半 白芍三个 甘草一个 當歸二个

人参二个 枣子五枚 膠糖五錢

○排氣飲 治中氣不和左右串痛

陳皮一个半 木香八分 合香一个半 香附二个 只壳 澤瀉二个 烏藥二个 朴[illegible]

○平胃散 胃脘氣痛飽脹 漂蒼术 陳皮 厚朴姜汁 甘草

酒香附 醋青皮 各二个 生姜引

腹痛論

内經云勞役過甚飲食失節中氣受傷寒邪乘虛入客陽氣不通所致故腹卒然而痛

中脘痛屬太陰用理中湯 在氣痛門

臍腹痛屬少陰用真武湯 在后

少腹痛屬厥陰用当归四逆湯加吳萸 方見氣痛門

心腹大痛欲吐不得吐欲瀉不得瀉名乾霍亂急以[illegible]湯灌之

吐後服藿香正氣散 見氣痛門

○外感兼宿食而腹痛者用藿香正氣散 見氣痛门

○腹中綿綿而痛無增減欲得熱手按及喜熱飲食脉見沉遲者寒也用理中湯加肉桂藿香砂仁 見氣痛门

○腹中時痛時止熱手按而不減脉見洪数者熱也用二陳湯加厚朴 只實 黃芩 黃連 黑枝仁 方見後

腹痛如水响乃火擊動其水也用二陳湯加黃芩黃連木香 只實 木通 虛人用六君子湯加藿香砂仁猪苓澤瀉 方在[illegible]

飲食過傷腹痛飽脹用木香兵郎丸下之 方在后

腹痛

腹中常有積熱而成痛宜調胃承氣湯 方在下

按腹痛手可重按者屬虛宜參朮姜桂之類 手不可按者是實宜大黃芒硝下之 夾食微痛用山查神曲麥芽之類 消

臍腹忽大痛人中見黑色者多死

腹痛胃脘當心痛臍下一綫冷氣直上沖心者多死

腹痛或上或下或有休止止即能食或有塊梗痛則嘔吐清水是虫痛也用理中湯加花椒烏梅 方在氣痛門

腹痛心脘如錐刺不可忍者以人趣打則止不打又痛是虫嚙心痛也以虫得震動而伏耳宜理中湯加花椒烏梅雷丸鶴虱蔥脳苦楝根為引

腹痛口渴不已隨飲隨渴者虫在胃脘吸其精液耳用苦楝根皮二三兩煎湯加射香二三分飲之立止

腹痛腹中如蚯蚓之走按之有形口渴不渴用姜蔥花椒同煮麵糊敷之內服苦楝根加射香口渴立止下虫數十条口鼻俱出小虫次日又復如此腹中有虫毋生生不已過二日而死

腹痛方彥

腹痛

真武湯即玄武湯白朮茯苓與生西姜甘草白芍熟附子治腹疼痛 是良方

四逆湯治腹中寒微微作痛按之減黑姜甘草熟附子姜棗為引痛即安

二陳湯 治腹中痰氣作痛 茯苓半夏陳皮甘草各等分

木香气卸丸 木香檳榔青皮陳皮 莪朮黃連各一兩 黃柏 香附大黃各三兩 牽牛四兩 滴水為丸

調氣胃承湯 治實熱腹痛 大黃芒硝各三錢 甘草二錢 灯心為引

椒梅湯 治腹中痛口渴飲水不已煎嘔清水此虫湯也

花椒一錢 烏梅二枚 蔥脳三個 梹榔一錢

凡人有腹痛不能忍按之愈痛口渴飲冷水則痛止……[illegible]

脇痛

脇痛論

脇痛多屬於肝亦不可執一而論也左右者陰陽之道路故肝主陰血而屬左脾主陽氣而隸於右左脇多怒傷或留血作痛右脇多痰積亦有氣作痛雖然痰氣亦有流於左脇者與血相持而痛血積亦有傷於右脇者並因脾氣之衰也或悲傷肺氣所致也

詳列症治於後

傷寒脇痛用小柴胡湯不大便加只殼 方見頭痛门

寒氣引脇下痛用理中湯加只實 見氣痛门

脇痛氣喘用分氣紫蘇飲 方見後

脇痛吐血者此亦傷肝也用柴小柴胡湯去半夏黃芩加鱉甲 頭痛门

脇痛小便赤濇者湿热也用龍膽瀉肝湯 方見口痛门

左脇痛脉弦者肝火也用柴胡支仁当归青皮白芍不已加吴萸炒連

因怒傷肝左脇痛者用柴胡疏肝散 方在後

氣滞作痛不得俛仰脊屈伸用二陳湯加木香只壳香附 見氣痛门

悲傷肺氣以致右脇痛者用推氣散加桔梗白芥子 方見後 又方用川芎只壳二味作湯服之

两脇走痛乃湿痰流注在脇下用導痰湯加芥子只壳香附木香直

脇痛

用控涎丹導而下之 方在下

積食寒痰流于脇下痛若能利手不可近用神保丸 方在後

氣虚之人脉沉細不拘左右脇下痛多從勞役傷脾得之用六君湯加川芎木香当归肉桂 見耳痛门

腎虚人胸脇脇肋不拘左右隐隐微痛乃腎虚不能納氣归原氣虚不能生血之故宜用補骨脂杜仲牛夕以補腎当归熟地以和血又用六味地黃湯加肉桂以收全功

咳嗽引脇下痛者也以傳蓄用小青龍湯 方在後

乾咳嗽引脇下痛發寒热为鬱結所致用逍遥散 見頭痛

脇下硬满引痛乾嘔氣短汗出不惡寒用十枣湯 方在後

脇下有塊作痛乃勞力所致用逍遥散去加木香青皮鱉甲白芥子山甲

内傷脇痛不止用香油半盃生姜一盃和匀服之止

脇下痛腫乃少陰膽經湿热留傳也用小柴胡湯加只壳川芎

体實之人去人参加龍膽草體肥痰盛加白芥子

脇痛連腰脊不能轉側服六味丸加杜仲續断不瘥又用八味丸加小茴

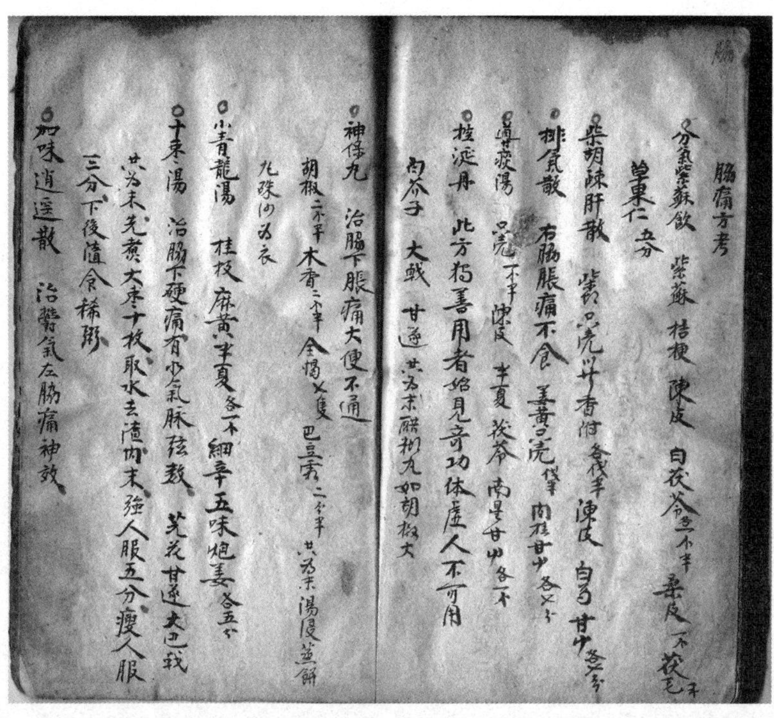

腸痛方考

分氣紫蘇飲 紫蘇 桔梗 陳皮 白茯苓各一不半 桑皮一不 茯毛

草果仁 五分

柴胡疏肝散 柴胡 只壳 川芎 香附各一不半 陳皮 白芍 甘艸各五分

排氣散 治腸脹痛不食 姜黃 只壳 檳半 肉桂 甘艸 各×分

導痰湯 只壳一不半 陳皮 半夏 茯苓 南星 甘艸各一不

控涎丹 此方治善用者多見奇功 体虛人不可用

白芥子 大戟 甘遂 共為末 麪糊丸如胡椒大

神保丸 治腸下脹痛大便不通

胡椒二不半 木香二不半 全蝎×隻 巴豆霜二不半 共為末 湯浸蒸餅

丸如麻子大

小青龍湯 桂枝 麻黃 半夏各一不 細辛 五味 炮姜各五分

十棗湯 治腸下硬痛有少氣脉弦數 芫花 甘遂 大戟

共為末先煮大棗十枚取水去渣調末 強人服五分 瘦人服

三分 下後渣食稀粥

加味逍遙散 治鬱氣左腸痛神效

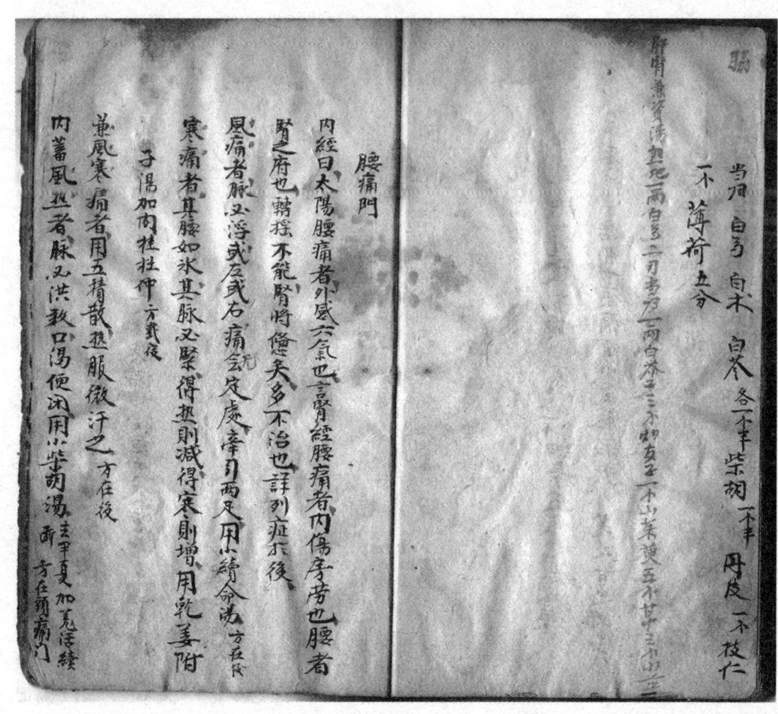

當歸 白芍 白朮 白苓 各一不半 柴胡 一不半 丹皮 一不 枝仁

一不 薄荷 五分

附 肝腎兼資湯 熟地一兩 白芍二刃 當歸一兩 白芥子三不 柴胡一不 山茱萸五不 甘草三不 山…

腰痛門

內經曰 太陽腰痛者外感六氣也 言腎經腰痛者內傷房勞也 腰者

腎之府也 轉搖不能 腎將憊矣 多不治也 詳列症于後

風痛者脉必浮 或左或右 痛無定處 牽引兩足 用小續命湯 方在後

寒痛者其腰如冰 其脉必緊 得熱則減 得寒則增 用乾姜附

子湯加肉桂杜仲 方載後

兼風寒痛者 用五積散 熱服微汗之 方在後

內蓄風熱者 脉必洪數 口渴便閉 用小柴胡湯 去半夏 加瓜蒌 續

斷 方在頭痛門

腰痛

使闭腰痛更重腹痛口渴烦燥用大柴胡汤 前痛门

湿痛者或久入水中或着雨露以致腰下冷痛脉必浮缓用济湿汤 在后

肾虚又卧湿地湿气流入腰膝偏枯冷痹用独活寄生汤 在后

腰痛兼湿者痛必酸麻用三痹汤 在后

腰痛挟湿热者痛必酸麻口渴用羌活胜湿汤合妙散 在后

肾虚腰痛不能立热手摩之则减用烧羊肾散 在后

闪挫腰痛甚急不可俯仰者用复元通气散不效又有停血用复元活血汤 在后

气滞腰痛者初用乌药顺气散不应又用八味顺气散 在后

腰痛因痰流注者脉必滑或沉伏动作便痰或一块作痛是也用导痰汤加香附乌药枳壳 方在后

肝气不调达睡至黎明则腰痛时欲转侧早起则止是也用柴胡疏肝散 方见胁痛门 或用二妙散加柴胡防风 在后

腰痛如带束紧者此带脉为病用调肝散 在后

肾虚腰痛牵引两膝用青娥丸加蝎尾 补肾兼补肝方在后

或用六味丸加茯苓故芷鹿茸或六味丸加龟板 当归 杜仲 续断

腰

腰痛或有寒湿之不同腰痠走属房劳肾虚惟有补之一法用青娥丸或八味丸加故芷杜仲或走精用六味丸去泽泻加蝉膝加菟丝五味子益志仁牡蛎粉各一钱乌豆为引

诸方考

○乾姜附子汤合青娥丸治腰痠如神

制附子 乾姜各三钱 故芷 杜仲各三钱

五积散 本方加乌药去麻黄神效 白芷 陈皮 厚朴 桔梗各一钱 枳壳 川芎 白芍 甘草各七分 白苓 苍术 当归 半夏各一钱半 肉桂 干姜各一钱 麻黄追汗加体虚去黄

○济湿汤 炙甘草 苍术 白术各一钱 茯苓 乾姜各二钱 丁香 橘红各二分半 姜皮引

○独活寄生汤 独活 杜仲 细辛 寄生 人参 当归 川芎 白芍 茯苓 牛膝 甘草 肉桂 熟地 防风 秦艽各一钱 生姜引

○三痹汤 人参 黄芪酒炒 白术 当归 川芎 白芍 白苓三钱 甘草 肉桂 防己 防风 川乌 炮制各分 细辛三分 姜三片 枣二枚

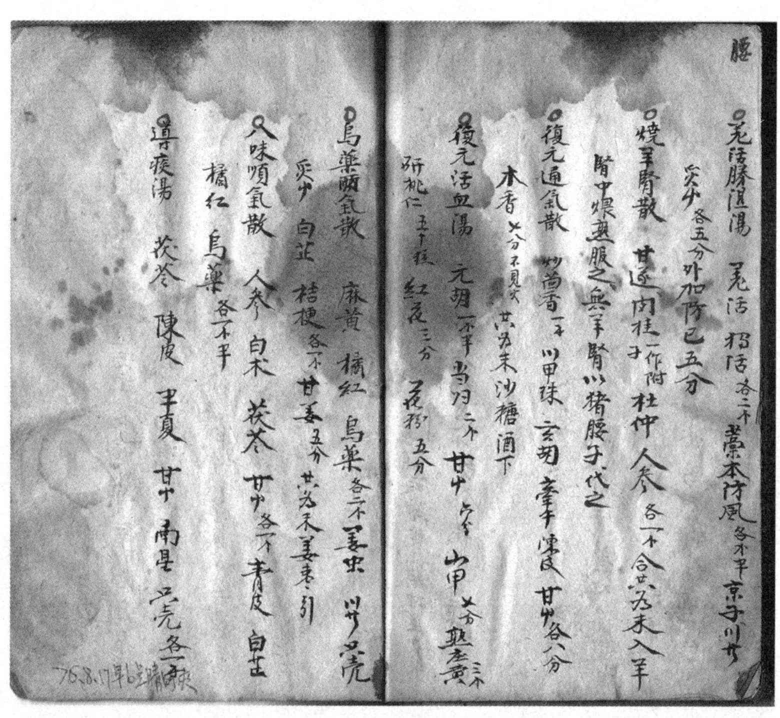

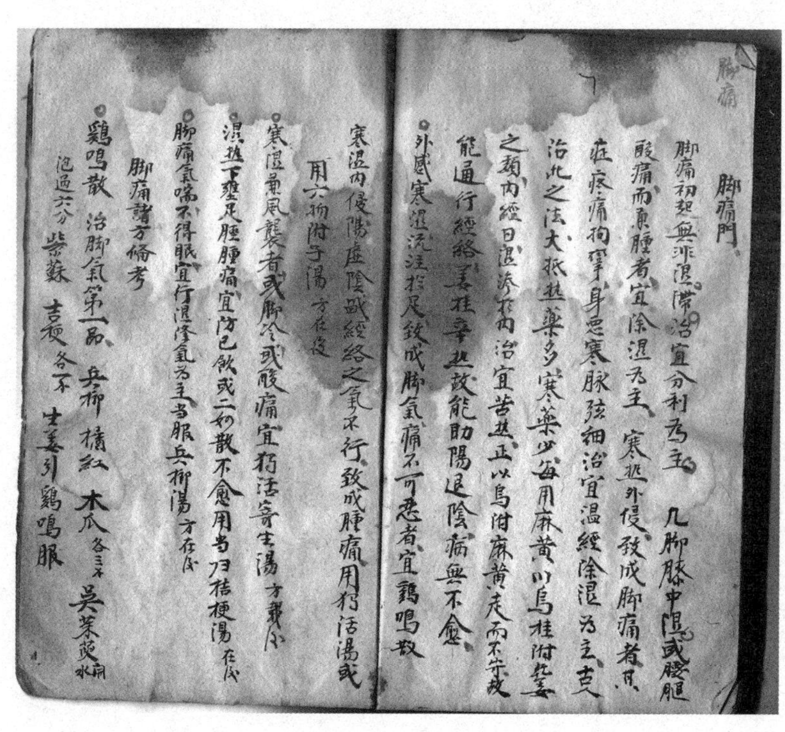

脚痛

○獨活湯 獨活 生地黄 干葛 肉桂各一个 川芎 炙草

各一个 麻黄 水泡過 生姜為引

○六物附子湯 附子 防己 桂枝 白术 土炒各一个半

○獨活寄生湯 寄生 杜仲 牛夕 各一个半 北细辛 人參 秦艽

白苓 桂支 各一个 川芎 熟地 防己 蒼术 米泔水炒 川草

当归 各二个 姜枣引

○防己飲 白术 木通 防己 兵郎 各二个 甘草 犀角 蒼术 生地

黄柏

○三妙散 蒼术 黄柏 酒炒各三个 姜汁為引

○当归拈痛湯 当归 茵陳 羌活 防風 一个半 知母 澤瀉

猪苓 白术 土炒各一个 人参 升麻 干葛 蒼术 黄芩 甘草各分 生姜引

○兵郎湯 兵郎 香附 陳皮 紫蘇 木瓜 加皮 甘草 各一个 生姜引

足指痛諸方

足之大指起於肝忽然红腫痛如針但流黄水不作膿此為肝火

下来很丹方只用陳猪肉貼之痛止不須驚 内服柴胡 香附

木川 膝川 連川 欝金 艾术 归尾 遠志 内茯神 廣皮 酸枣

歴節風

仁服之不过七八劑腫消痛止自快也若足爪下生黑坭任是仙方

不頭靈 若是指上红腫起淡醋泡茶树葉貼 日换三四 腫可消

痛風中節風諸方考

○舒筋散 治血脉凝滞經絡過節腫痛第一神方也

醋炒玄胡索 全当归 上肉桂 各三钱 共為末酒下

○趁痛湯 治瘀血湿热流注經絡遇空竅處即腫痛等症

明乳香 去油 沒藥 去油 一钱 酒香附 酒炒土狗 五条 红花 甘草

牛夕 酒炒 五灵脂 酒炒各七分 当归 羌活 各一钱半 生姜引

○虎附散 治白虎歴節風走注疼痛

虎脛骨 酥炙 熟附子 各二两 煉蜜為丸酒吞下

○活絡丹 治歴節風 製川乌 地龍 瓦焙乾 乳香 去油 沒藥 去油各一钱

酒重生姜引

○附子丸 治歴節風 熟附子 製川乌 上肉桂 川花椒 開水泡

石菖蒲 甘草各二两 煨天麻 碎骨補 姜水炒 白术 各一两 煉蜜

為丸 酒吞下

吃的麻藥 羊踯躅三钱 茉莉花根一钱 当归一两 菖蒲三分 水煎服一碗 即人如睡 任人刀割
亦不痛不痒 三日以人参五钱 生甘草三钱 陳皮五分 半夏一个 白薇一个 菖蒲五分 茯苓五钱 煎
服即醒 茯苓 羊踯躅專能迷心 茉莉根使人不知 用菖蒲引入心經以迷乱耳 不服人参可
十日不醒

凡人有被人咬落舌者 或連根咬斷者 或一日或二日或半月 俱可接之 速用狗舌一条 觀其人
舌之大小 切正如人舌光景 將病人舌根伸去 病人坐在椅上 仰面頭放在椅背上 以自己手
忽住咽喉 則舌自伸出 急將狗舌醮藥末接在人舌上 一交接永不落矣 末藥方列後
透明龍齒三钱 冰片三分 透明人参三钱 象皮一钱 生地三钱 土狗三個 去頭翅 地虱二十個
先將人参各項俱研末 後入地虱土狗搗爛 入前藥末内搗之 [illegible] 就為末 [illegible]
在瓶内 遇有此等症 為之皆治 此藥末接骨最奇 服下神效 骨斷者服一钱即愈
真神方也　謝人說咬落舌者以[illegible]之則可重生 乃是乱言 夫肉遇酸則[illegible] 有反伸
出之理 要重生 [illegible]用
人参一两 煎湯含漱者半日 以一两人参湯漱完 然後己 再用龍齒末三分 人参末一钱
麦冬末一钱 血竭三分 冰片二分 土狗一個 地虱十個 各火焙為末 放在土地上一刻 去火氣
將此末與人参漱口完時 即以此末自己用舌醮之 使令遍 不可將舌即縮入口中 放在外
半刻 至不能忍 然後縮入可也 三次則舌長矣

長齒法 宜用生齒丹神丹方 用雄鼠脊骨全副 臥骨不用 尾亦不用 頭亦不用 骨碎
補三钱 炒為末 射香一分 熟地身懷之乾為末三钱 但熟地不多 自製切不可經鉄器
一犯則前藥俱不效也 生地亦須看明 經鉄針穿有孔者則不效 細辛三分 榆樹皮三分
總之各藥俱不可經鉄器 當歸一个 青鹽二个 杜仲一个 不足矣 各為極細末 鼠骨煮
不用 新瓦上焙乾為末 不可焼焦 要其生氣也 用一磁瓶盛之 每日五更時不可出
聲 將此藥輕擦在無牙之處 三十六擦 任其嚥下 不可用水漱口 一月如[illegible]
日间午间擦之更妙 亦如前數

擦齒自落方
水銀一个 貝母三个 冰片三分 硼砂一个 射香三分 黃柏五个 血竭三个 各為細末 將此藥擦

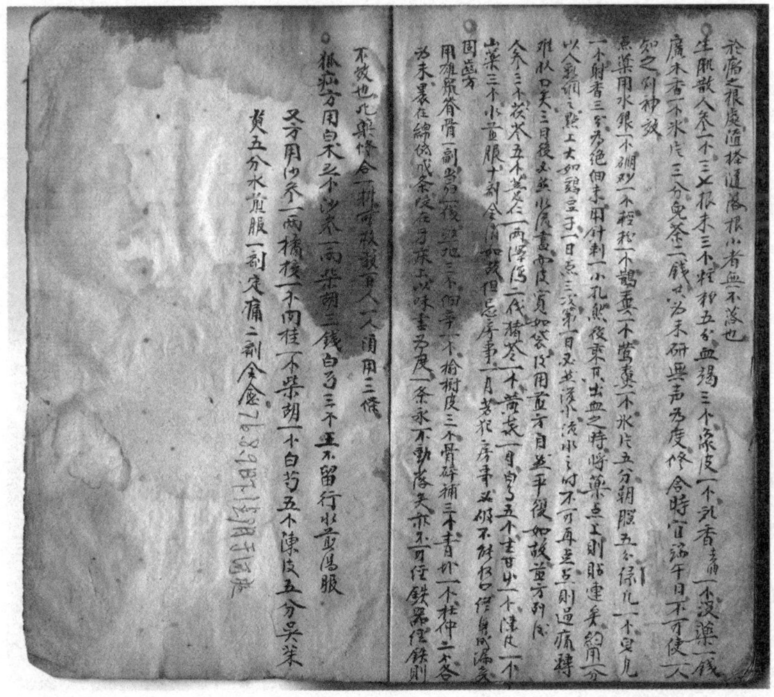

於痛之根處 隨擦隨落 根小者無不落也

生肌散 人参一个 三七根末三个 輕粉五分 血竭三个 象皮一个 乳香去油一个 沒藥一钱
廣木香一个 冰片三分 兒茶二钱 共為末 研無声為度 修合時宜端午日 不可使一人
知之 則神效

点藥 用水銀一个 硼砂一个 輕粉一个 鵲糞一个 鶯糞一个 冰片五分 朝腦五分 [illegible]一个
一个 射香三分 為絕細末 用針刺一小孔 然後[illegible]出血之時 將藥点之 則[illegible]矣 約用[illegible]
以人[illegible]点 [illegible]大如鷄豆子 一日点三次 第二日[illegible]水洗[illegible] 不可再点 [illegible]則過痛[illegible]
[illegible]三日後[illegible] [illegible]用首方自[illegible]手後如故 蓋方列後
人参三个 茯苓五个 薏仁一两 澤瀉二钱 豬苓一个 黃芪一[illegible] [illegible]五个 生甘草一个 陳皮一个
山藥三个 水煎服十剂 全[illegible]如故 但忌房事一月 若犯房事 必服不效[illegible]

固齒方
用雄鼠脊骨一副 当归一钱 熟地三个 細辛一个 榆樹皮三个 骨碎補三个 青鹽一个 杜仲二个 各
為末 裹在綿紙成条 咬在牙床上 以味盡為度 一条永不動落矣 亦不可經鉄器 經鉄則
不效也 此藥修合一料可救數百人 一人須用三條

瘧疾方 用白术三个 沙參一兩 柴胡二钱 白芍三个 [illegible]五个 留行 水煎湯服
又方 用沙參一两 橘核一个 肉桂一个 柴胡一个 白芍五个 陳皮五分 吳茱
萸五分 水煎服 一剂定痛 二剂全愈

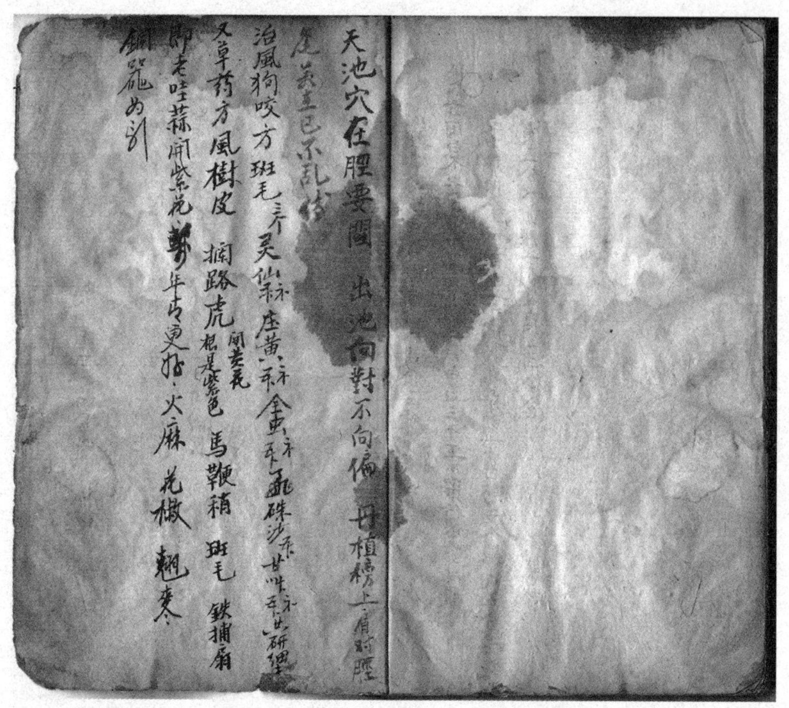

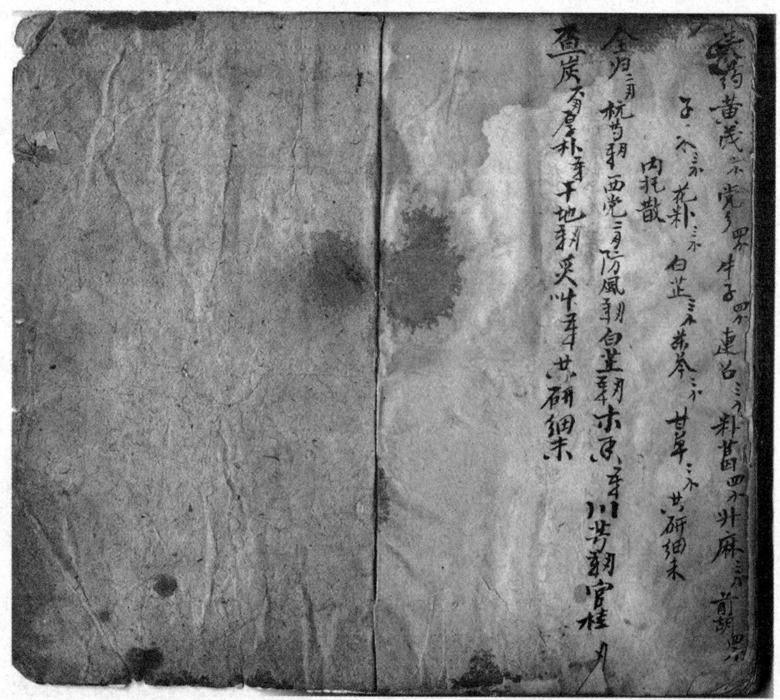

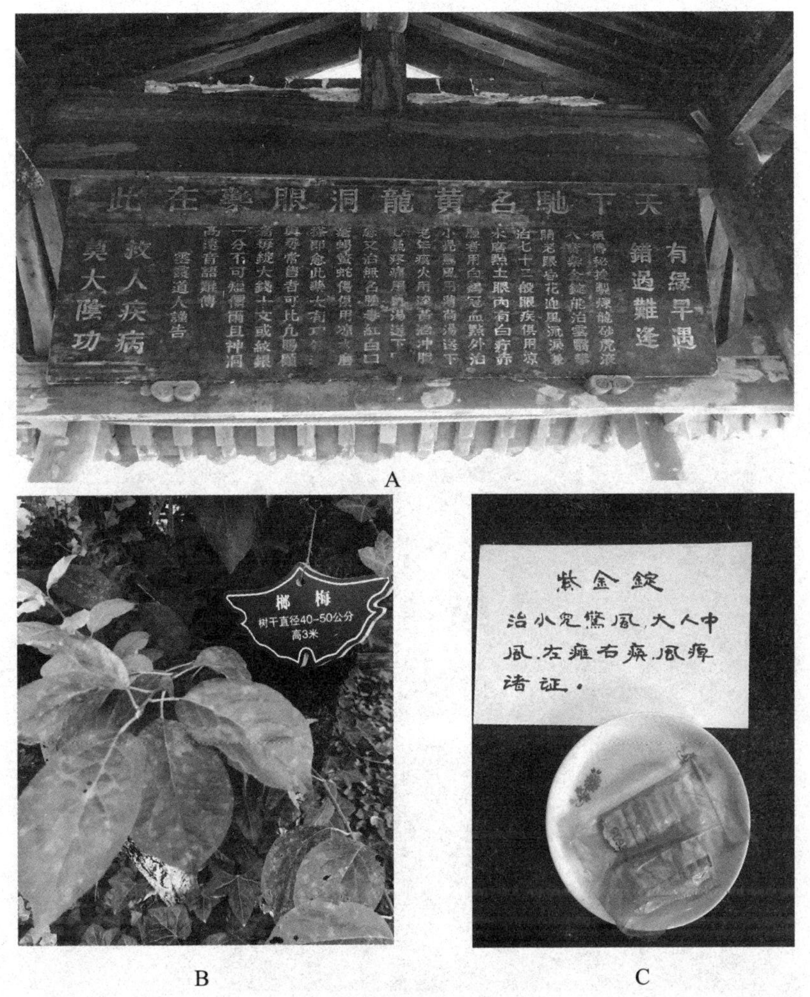

A

B C

图 1 武当中药（一）

A. 现存世界最早的广告之一（牌匾见武当山黄龙亭“天下驰名黄龙洞眼药”）。黄龙亭现位于湖北省十堰市武当山特区武当山乌鸦岭至金顶途中。黄龙洞眼药是世界上最古老的商品之一，其牌匾是世界上最古老的广告之一，距今已有 1100 多年。图片于 2023 年 4 月 6 日摄于湖北省十堰市武当山特区黄龙洞。B. 榔梅［（时珍曰）榔梅出均州太和山。相传真武折梅枝插于榔树。誓曰：吾道若成，花开果结。后果如其言。今树尚在五龙宫北，榔木梅实，杏形桃核。道士每岁采而蜜煎，以充贡献焉。榔乃榆树也。图片于 2021 年 6 月 13 日摄于湖北省十堰市武当山特区榔梅祠和武当酒厂］。C. 紫金锭，治小儿惊风，大人中风，左瘫右痪，风痹诸症。图片于 2023 年 4 月 6 日摄于武当山紫霄殿福寿堂。

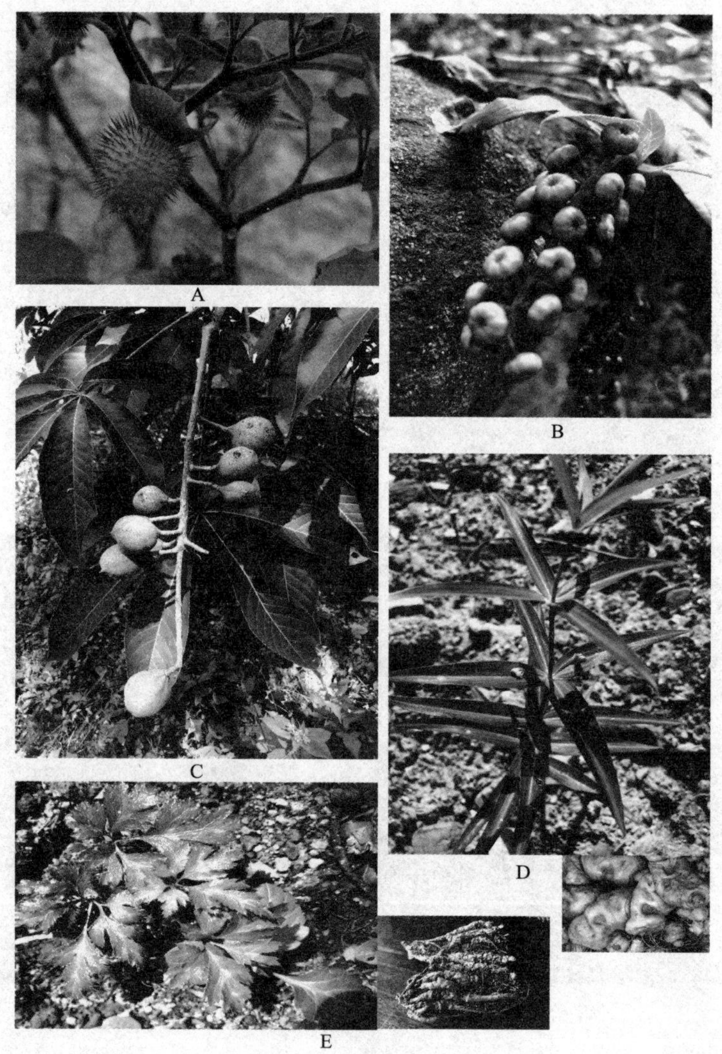

图2　武当中药（二）

A. 曼陀罗［李时珍《本草纲目》曰：（曼陀罗花）令人笑……予尝试之，饮需半酣，更令一人或笑或舞引之，乃验也。图片于2003年6月1日摄于湖北省丹江口市水库小太平洋］。B. 商陆（2021年9月8日摄于湖北省十堰市西沟乡）。C. 娑罗子（2022年9月6日摄于湖北省竹溪县盘龙国瑞公司基地）。D. 黄精（2022年7月16日被湖北省农业农村厅和湖北省卫生健康委宣布入选湖北省“十大楚药”。植物、根状茎分别于2022年4月2日和2017年10月29日摄于湖北医药学院百草园及湖北省十堰市东沟乡）。E. 黄连（鸡爪黄连，2022年7月16日被湖北省农业农村厅和湖北省卫生健康委宣布入选湖北省“十大楚药”。植物和根茎于2022年9月6日摄于湖北省竹溪县盘龙国瑞公司基地）。

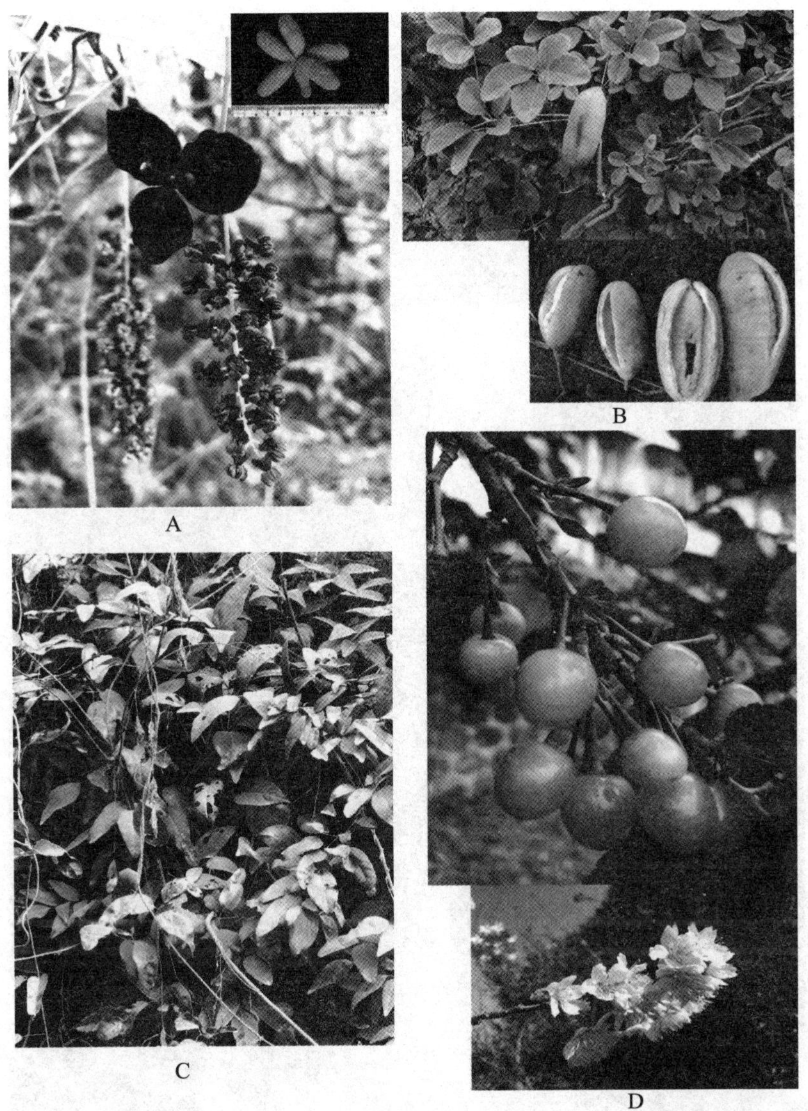

图 3　武当中药（三）

A. 三叶木通（预知子和木通基源之一，植物和果实图片分别于 2020 年 4 月 7 日和 2020 年 5 月 8 日摄于湖北省十堰市牛头山国家森林公园和湖北医药学院百草园）。B. 五叶木通（预知子和木通基源之一，植物和果实分别于 2016 年 6 月 25 日及 2016 年 10 月 1 日摄于湖北省襄阳市畜牧场寨子山）。C. 白木通。图片于 2017 年 10 月 22 日摄于湖北省十堰市六里坪官山镇。D. 武当樱桃（花、果实分别于 2023 年 3 月 4 日和 2020 年 4 月 22 日摄于湖北省十堰市郧阳区易家坡和湖北医药学院百草园）。

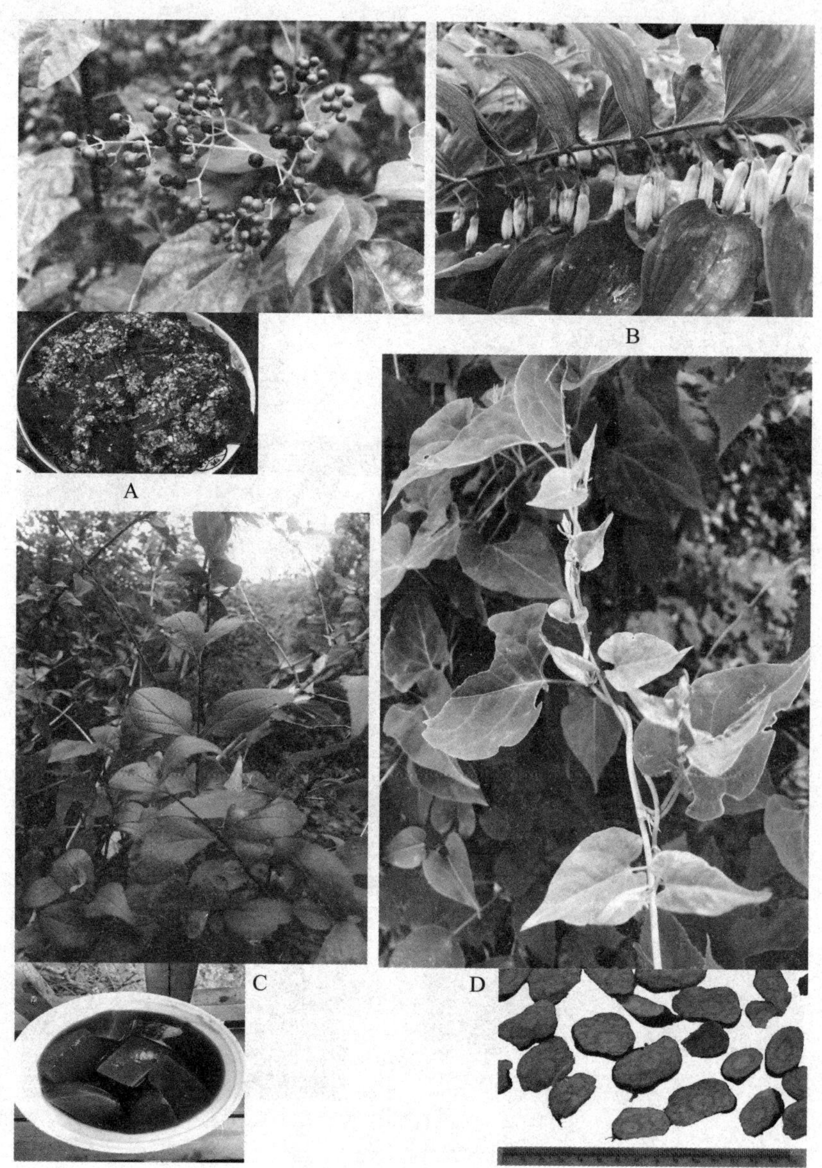

图4 武当中药（四）

A. 长柄臭黄荆，因其叶大，其叶果胶被称为（大神仙叶）“神仙豆腐”，武当本地特色功能食品。2020年7月10日摄于湖北省十堰市西沟乡。B. 玉竹（2020年4月22日摄于湖北医药学院百草园）。C. 二翅六道木，因其叶小，其叶果胶被称为（小神仙叶）“神仙豆腐”，同为武当本地特色功能食品。2014年7月6日摄于湖北省郧西县三官洞林区。D. 何首乌（植物、根分别于2021年5月30日和2013年9月14日摄于湖北襄阳刁家池和湖北省丹江口市六里坪关山水库）。

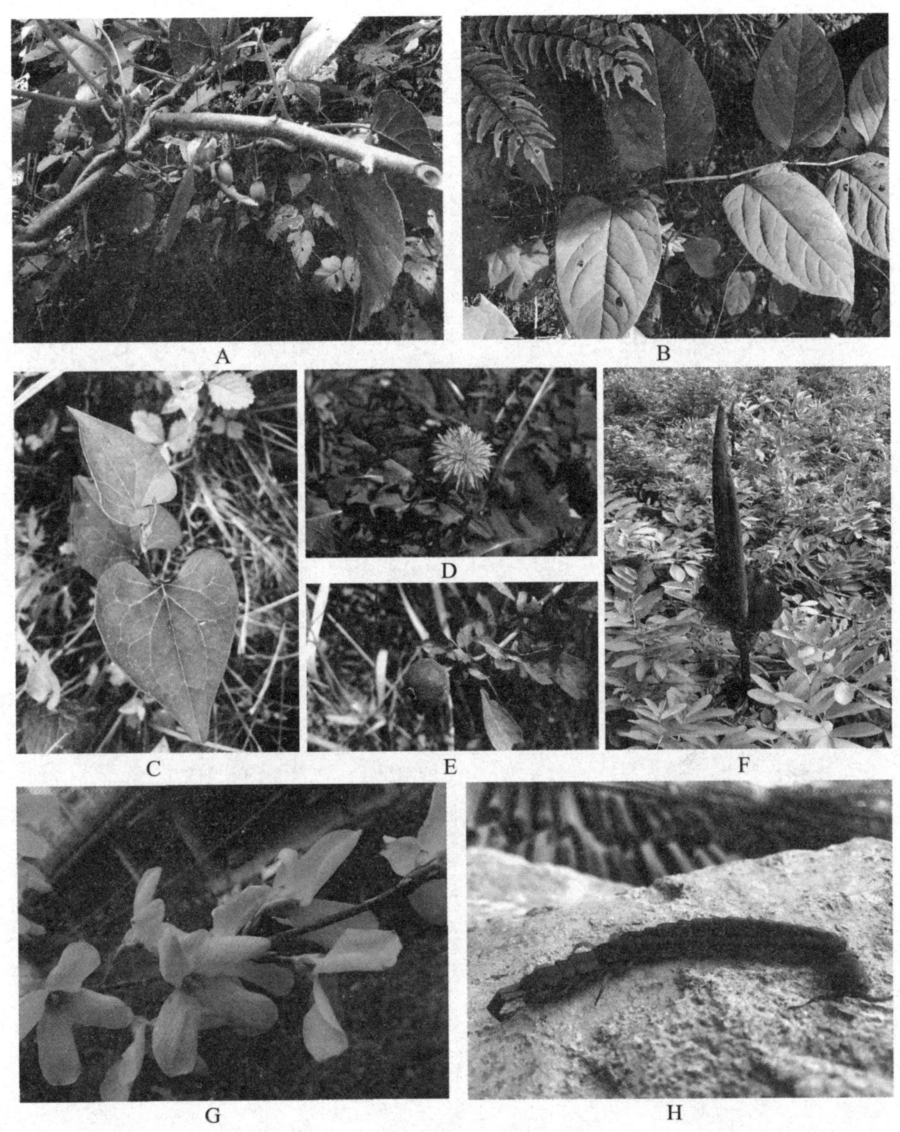

图5　武当中药（五）

A. 猕猴桃（2016年7月18日摄于湖北省神农架林区香溪源）。B. 虎杖（2017年6月28日摄于湖北省十堰市牛头山国家森林公园）。C. 鱼腥草（2017年5月6日摄于湖北省十堰市东沟乡）。D. 蒲公英（2013年5月1日摄于湖北省十堰市郧阳区柳陂镇）。E. 山楂（2016年9月10日摄于襄阳市畜牧场寨子山）。F. 魔芋（2016年5月21日摄于湖北省谷城县薤山国家森林公园）。G. 连翘（2021年3月6日摄于湖北省十堰市四堰街办）。H. 蜈蚣（2017年4月30日摄于湖北省襄阳市襄州区方集乡）。（本书图片提供：汪选斌）

索　引